JN233541

ようこそ 精神医学へ
基礎と精神疾患13の物語

忠井俊明 著

ミネルヴァ書房

まえがき

　本書『ようこそ精神医学へ―基礎と精神疾患13の物語』は精神医学や臨床心理学をこれから学ぼうとしている方々，心の問題や精神疾患に関心のある皆さんを対象に執筆されたものです。とりわけ，医学系あるいは心理系の大学生や大学院生，看護系や福祉系の大学，学生や精神医療関係や福祉関係の現場で活躍されている専門職の皆さんに読んでいただきたいと思っています。

　各章はそこで主題となる事例の短い物語から始まります。これは，とかく難解でとっつきにくいと考えられている精神医学を読者の皆さんにできるだけ興味をもって読み進んでもらいたいと思ったからです。また，そのことには「そもそも（臨床）精神医学とは実際の症例を大切にして発展していくものだ」という私の素朴な想いも込められています。

　エピソード0は物語のない精神医学のイントロダクションです。ここでは精神医学の基礎となる二つの大きな潮流，生物学的精神医学と力動的精神医学の思想や実践について対比しながら説明しました。ただ，実際の臨床場面ではこの二つが上手く絡み合いながら展開されていることを付け加えておく必要もあると思います。
　エピソード1はうつ病を取り上げました。多くの精神医学書では器質性精神障害や統合失調症を最初に記載することが多いようです。しかし，疾患の頻度の高さなどからうつ病を最初に取り上げるのが良いのではないかと私は考えました。エピソード2と3は統合失調症です。ここで，あえて二つの物語を提示したのは，私の心の中に統合失調症は異種の疾患の集合体でないだろうかという想いがあり，それがどうしても頭から離れなかったためです。

エピソード4，5と6には不安障害に包括される3つの疾患を挙げました。パニック障害を伴う全般性不安障害，強迫性障害とPTSDです。パニック障害を伴う全般性不安障害の章では，とくに不安の力動的側面について少し詳しく解説したつもりです。逆に，強迫性障害の章では生物学的側面を強調しました。さらに，近年脚光を浴びているPTSDは個人的にどうしても取り上げたかった疾患のひとつでしたので書き記しました。

　エピソード7の睡眠障害は精神疾患のうち最も頻度の高いものです。読者の皆さんのうちにも，ひょっとしたら思い当たる人がいるかもしれません。本章の治療の項が参考になれば幸いです。

　エピソード8の物語，解離性同一性障害は「私とは何か」という問いやある種の変身願望に対する現代版解答のひとつとして興味深いものではないでしょうか。同様に，エピソード9の神経性大食症も女性の変身願望の違った形の表現形と捉えることも可能のように思います。

　エピソード10と11には境界性人格障害と自己愛性人格障害の物語を配置しました。精神医学の中で人格障害をどのように位置づけるかという問題は，なお議論の余地の残るところです。近年，このような人格傾向をもつ人達が多くなってきたというのが私の臨床実感です。

　エピソード12ではアルコールに関する疾患，エピソード13ではアルツハイマー型痴呆について記載しました。前者にはアルコールという明確な原因があります。また，後者の原因は未だ確かとはいえませんが，少なくとも脳の器質的障害によるものであることは間違いありません。ここでは，一般に原因がはっきりしないことが多い精神疾患の中でも比較的原因の明瞭なものを13の物語の最後に取り上げました。

　エピソード番外では臨床検査と題して，脳検査と心理検査を示しました。ここでは，皆さんにとって，おそらく興味が尽きないであろうバラエティに富んだ様々な検査を紹介したつもりです。

　物語の診断はすべてDSM-Ⅳ（精神疾患の分類と診断の手引き，第4版）によっ

まえがき

て行われています。一般に，精神疾患に限らずすべての医学的診断はICD-10（国際疾病分類，第10版）によってなされることが推奨されています。しかし，ICD-10では各疾患の診断基準が充分に明示されていないことや筆者自身がDSM-Ⅳの前身であるDSM-Ⅲの日本語版導入に際し，少なからず関わっていたことなどのため，DSMを採用したことをあらかじめ断っておきたいと思います。

各々の精神疾患がそれらに独特な症状を示すことは，ある意味で至極当然なことなのですが，同時に，疾患によっては性差や好発時期にも特徴が認められます。例えば，エピソード１のうつ病は初発年齢が20代後半にピークがあり，しかも明らかに女性に多く認められる疾患です。そのため，例示した物語の主人公の年齢と性別は28歳の女性となっています。各物語の性別や年齢にも注意を払って読んでいただければ，嬉しい限りです。

無論，この13の物語で示した疾患のみで精神疾患のすべてを語ることは到底できない相談だと思います。しかし，本書によって精神医学の基本的な事項や大まかな姿を理解することができたとするならば，本書の目的の大半は達成されたといえるのではないでしょうか。

今後，新たな13の物語が創り出すこと，そして，読者からの忌憚のない意見が私に届くことが，今思う素直な希望です。

目　次

まえがき

エピソード0　ようこそ精神医学へ ——————————————— 1
心のモデル………………………………………………………………… 3
1　脳科学（生物学的精神医学）からみた心のモデル ……………… 3
心的現象と脳の局在性…(4)　神経回路から心のモデルを探る…(5)
2　精神分析学からみた心のモデル ………………………………… 8
治　療　法………………………………………………………………… 9
1　薬物療法 ………………………………………………………… 9
2　精神療法 ………………………………………………………… 12
精神療法の支持―洞察連続体…(14)　転移と逆転移…(16)　精神療法の広がり…(17)

エピソード1　すべてがブルーなキャリア・ウーマン
——————————————〔うつ病（大うつ病性障害）〕… 19
うつ病（大うつ病性障害）………………………………………………… 22
疫学…(22)　気分…(22)　症状…(24)　ミニテーマ 双極性障害（躁うつ病）…(24)　診断…(28)　評価尺度…(29)　病因…(29)　治療…(30)　経過と予後…(34)　大うつ病の亜型…(34)　ミニテーマ 認知療法と対人関係療法…(35)
その他の気分障害………………………………………………………… 36

目　次

エピソード2　誰かが私に恋をしている
エピソード3　不思議な青年─────────────〔統合失調症〕…37
　統合失調症………………………………………………………………42
　　　　概念の変遷…(42)　概念と疫学…(44)　病因…(44)　症状…(46)　診
　　　　断…(49)　症状評価…(49)　ミニテーマ 作為思考（体験）…(50)　病
　　　　型…(51)　治療…(52)　経過と予後…(55)
　統合失調症と関連の深いその他の精神障害…………………………56
　　　　ミニテーマ 入院形態…(58)

エピソード4　車が怖い，そして……──────────〔不安障害〕…61
　不 安 障 害………………………………………………………………64
　　　　不安現象…(64)　不安形成メカニズム…(64)　防衛機制…(66)　不安
　　　　と発達段階…(68)　疫学…(69)　症状と診断…(69)　評価尺度…
　　　　(71)　治療…(72)

エピソード5　どうしても止められない─────────〔強迫性障害〕…75
　強迫性障害………………………………………………………………78
　　　　強迫性…(78)　成因…(78)　ミニテーマ 強迫関連障害スペクトル…
　　　　(79)　疫学，経過と予後…(80)　症状と診断…(81)　評価尺度…(82)
　　　　治療…(82)　ミニテーマ 行動療法…(84)

エピソード6　悪夢が蘇る──────────────〔外傷後ストレス障害〕…85
　外傷後ストレス障害（PTSD）…………………………………………88
　　　　PTSDの歴史…(88)　疫学…(89)　トラウマ体験の定義…(89)　症状
　　　　…(89)　評価尺度…(90)　治療…(91)
　急性ストレス障害（ASD）………………………………………………92
　　　　経過と予後…(92)

エピソード7　眠れぬ夜のために────────────〔睡眠障害〕… 95
　睡 眠 障 害…………………………………………………………………… 98
　　　睡眠…（98）
　睡 眠 異 常…………………………………………………………………… 99
　　　治療…（103）　ミニテーマ レム睡眠とノンレム睡眠…（104）
　睡眠時随伴症………………………………………………………………… 106

エピソード8　優子と優香────────────〔解離性障害〕… 107
　解 離 性 障 害………………………………………………………………… 110
　　　解離現象…（110）　解離性障害…（111）　ミニテーマ 虐待…（113）
　　　治療（精神療法）…（114）　ミニテーマ 家族療法…（115）

エピソード9　食べ続ける学生────────────〔摂食障害〕… 117
　摂 食 障 害…………………………………………………………………… 120
　　　病因…（120）　神経性大食症…（121）　神経性無食欲症…（123）　評価尺
　　　度…（125）　治療…（125）　予後…（126）　ミニテーマ 摂食障害スペク
　　　トル…（127）

エピソード10　自殺企図，そして，薬と男の日々
　　　　　　　────────────────〔境界性人格障害〕… 129
　人 格 障 害…………………………………………………………………… 132
　　　人格とその障害…（132）　人格障害概念の歴史的変遷…（132）　人格障
　　　害の診断と分類…（134）　ミニテーマ 器質性人格変化（障害）…（137）
　境界性人格障害……………………………………………………………… 139
　　　名前の由来と疫学…（139）　症状と診断…（139）　力動的理解…（140）
　　　成因…（142）　治療…（142）　ミニテーマ 対象関係論と対人関係の病理
　　　…（144）　経過と予後…（146）

目　次

エピソード 11　美青年 ―――――――――〔自己愛性人格障害〕… *147*

自己愛性人格障害 …………………………………………………………… *150*

自己愛…（*150*）　2つの自己愛…（*150*）　疫学…（*152*）　症状…（*152*）
治療（精神療法）…（*152*）　コフート的アプローチ…（*152*）　ミニテーマ
自己愛構造体…（*153*）　カーンバーグ的アプローチ…（*154*）

エピソード 12　わが兄弟よ
　　　　　　　　―――――〔アルコール依存，アルコール離脱せん妄〕… *155*

アルコール依存とアルコール離脱せん妄 ……………………………… *158*

アルコール…（*158*）　疫学…（*159*）　アルコール依存…（*159*）　アルコール離脱せん妄…（*160*）　ミニテーマ　アルコール代謝と日本人…（*161*）
その他の精神作用物質…（*162*）　治療…（*163*）　ミニテーマ　共依存とアダルトチルドレン…（*165*）

エピソード 13　旅行好きな元大学教授 ――〔アルツハイマー型痴呆〕… *167*

アルツハイマー型痴呆 …………………………………………………… *170*

疫学…（*170*）　症状…（*170*）　生物学的所見…（*171*）　診断…（*172*）　治療…（*173*）　介護…（*173*）　血管痴呆…（*174*）　ミニテーマ　せん妄…
（*175*）

エピソード番外　精神医学に関連した臨床検査 ――――――――― *177*

脳検査 ……………………………………………………………………… *178*

1　画像診断 ……………………………………………………………… *178*
2　精神生理学的検査 …………………………………………………… *179*

心理検査 …………………………………………………………………… *180*

1　精神症状評価 ………………………………………………………… *180*

構造化面接…（*180*）

2　人格検査 ……………………………………………………………… *182*
3　知能検査 ……………………………………………………………… *184*
4　その他 ………………………………………………………………… *185*

vii

参考文献… *187*

索　　引… *201*

あとがき… *207*

EPISODE 0

ようこそ精神医学へ

『精神疾患13の物語』を始める前に，精神医学の基本的な事項の幾つかに触れておくことにしましょう。ご承知のように，精神医学は医学の一分野と位置付けられています。その医学は医科学と呼ばれるように生物科学的要素，つまりはサイエンス的な物の見方をその基礎にもっています。そのため，精神医学の考え方の中にも扱うべき対象として心それ自体というよりはむしろ，それを還元した形である脳を標的として研究を推し進めていくといった生物科学的志向性がその根底に流れています。精神医学のこのような志向性は一般に生物学的精神医学と呼ばれています。現在，精神医学の分野やその近縁領域では，精神疾患の科学的病態解明や治療方法の確立を目指し，脳科学分野，DNAを中心とした遺伝学的分野などの研究が読者の皆さんが想像するよりも遥かに早いスピードで進んでいるところです。
　しかし，一方では，いわゆる心の悩みをもつ患者さんをもっぱら対象にする精神医学では他の医学分野とはいささか趣を異にする考え方，すなわち生物学的志向性と対極をなす別の見方もあります。例えば，精神医学の一分野である精神病理学的分野は人間存在そのものについて，記述し，その病理性を思索するといった比較的哲学的領域と関連の深い志向性を持っていますし，また，精神分析学では主に心の無意識的動きに焦点を当て，その深層心理を明らかにするといった方法（これは力動的精神医学と呼ばれます）も用いられています。この二つの大きな潮流は長い間，お互いに相反した不幸な時代を過ごしました。が，現在は徐々にではありますが，お互いの立場を尊重しつつ，歩み寄りながら良い意味で統合されている方向にあるように思えます。
　精神医学の目的は心を病んだ人々の病理を追究しつつ，その治療を考え，実践することです。このことに異存を唱える人はまずいないことでしょう。その中で，何らかの心的モデルを想定することは心を理解するためのよい指針を与えてくれることになります。そして，実践の上ではその心のモデルに沿った治療法が展開されるわけです。また，逆に臨床場面である有効な治療法が見出されたとき，それがヒントとなり新たな心のモデルが組み立てられていくこともしばしば経験されるところです。

そこで，ここでは精神医学のこの大きな二つの流れ，生物学的精神医学と力動的精神医学をほどよく理解するために，両者からみた心の理論モデルと治療法に的を絞ってお話をすることにしましょう。

● 心のモデル ●

1 脳科学（生物学的精神医学）からみた心のモデル

いつの時代の人々もそうなのでしょうが，「心とはどのようなものであるか」という命題に，人は思いを馳せ続けるものです。例えば，古代ギリシャ時代の昔，人は心を知・情・意という三つに分類し，心という現象を理解しようと試みました。知ること，分ること，認知することといった知の部分，気分や情動といった情の部分，そして，意志，行動といった意の部分です（図0-1）。当時は今と違って，科学的なものは充分には発達していませんでしたが，その古代ギリシャにおいても，人々は精神あるいは心の座を脳に求める思想があったようです。そして，それ以降も，心と身体（ここでは脳を意味します）の関係について，数多くの哲学者や思想家（例えば，デカルトの二元論など[1]）は様々な考え方を提唱してきました。

しかし，脳の科学的解明が驚異的に進みつつある現在，脳と心の関係は，コンピューターにたとえるならば，脳はハードであり，心はソフトであるとする見解にはそう大きな間違いはないのではないかと思えます（もっとも，意志や感情といった現象はコンピューターでは処理し難い事柄ではありますが）。もし，そうだとするならば，脳現象を紐解いていけば心の

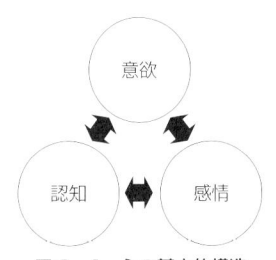

図0-1 心の基本的構造

姿がある程度見えてくるのではないかと教えることは自然なことのように思えます。事実，多くの精神医学者，少なくとも生物学的志向性をもった精神医学者はそのように考えているのです。

心的現象と脳の局在性

現代の私たちは見たり，聞いたり，感じたり，考えたりという現象が，脳の多種多様な働きによって成立していることをある程度理解しているのではないでしょうか。精神医学の分野の中には，脳の部位と機能（ここでは心的機能と同義と考えます）の関連を研究する学問領域があり，それは神経心理学と呼ばれています。神経心理学では，不幸にも脳のある部分を損傷した患者さんや脳の一部を実験的に破壊させた動物などを用いて，それらの損傷部位から失われた脳機能の関係を臨床的に研究するのですが，それらの研究結果の蓄積から，脳機能に関して，概ね以下のようなことが明らかとなってきています。

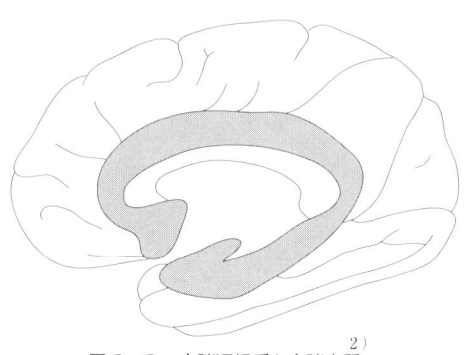

図0-2　大脳辺縁系と大脳皮質[2)]
▶図中色の濃い部分が辺縁系。

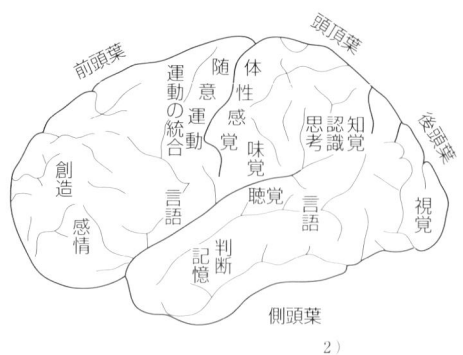

図0-3　大脳皮質の働き[2)]

大脳はおおきく大脳皮質と大脳辺縁系に分けることができます（図0-2参照）。大脳皮質には，様々な形式（視覚，聴覚，痛覚など）で入力された感覚を知覚し，認識し，思考する働き（主に頭頂葉，側頭葉，後頭葉），言語，運動を司り発動性や創造性などを営む機能（主に前頭葉）などがあるとされます。と

りわけ、大脳連合野と呼ばれる直接外界からの刺激を受けない大脳皮質の部位は、入力された感覚情報の処理だけでなく、言語に基づいた抽象的な思考を行うことができます（図0-3）。

一方、大脳辺縁系（系統的に古い脳に属する古皮質、旧皮質であり海馬、扁桃体、中隔、臭球、対角帯核、帯状回、梨状皮質などが含まれており、解剖学的に脳幹を取り囲んでいます）では、海馬が記憶機能に、扁桃体では、情動といった快・不快現象の感情的価値判断に関連することが分かっています。一方、視床下部と呼ばれる辺縁系と密接な関係を有する部位が辺縁系に接していますが、そこでは情動発現、飲食行動、性行動など本能行動を司る役割があり、また、同時に視床下部は自律神経機能、ホルモン機能の高位中枢としての働きももっています。なお、脳幹部（中脳、橋、延髄）には上行網様態活性化系と呼ばれる意識や覚醒に関わる働きがあります。[2),3),4)]このように脳では、各部位がそれぞれ独自の機能をもち、互いに分担し合いながら働いているのです。

ただ、このような脳の複雑な構造、機能を取り上げ、説明することがここで課せられた目的ではありませんから、より詳細な事柄は成書に譲ることにしましょう。

本節では、あくまでも脳科学からみた臨床に即した心のモデルを構築していくことがテーマです。これを念頭に置きながら、これまでお話しした複雑な脳機能を俯瞰すると、脳は大脳皮質系を中心とする知覚する、思考するといったある種の認知システム系列と辺縁系や視床下部を中心とした感情や本能に関連するいわば感情システム系列の二つの構造機能体から構成されているように思われます。

神経回路から心のモデルを探る

前節のように、かりに、脳、ひいては心の構造が認知及び感情の二つのシステムから成立するとして、両システムは互いにどのように関連し、影響しあっているのでしょうか？　この関係性が解明されれば、心のモデルの全体像が浮かび上がってくるはずです。ここでは、脳の構成単位である神経細胞（個々の

神経細胞はニューロンと呼ばれます。図0-4参照）同士の繋がりや伝わりかたを見ることで，認知システムと感情システムの関係を考えてみることにします。

　脳は一説によれば，数兆以上にものぼるとされるほど無数のニューロンが集まったものと考えられています。無論，血管など，その他の構造もありますが，これらはニューロンを，栄養，維持し，働かせるための付属物といってよいでしょう。脳の特徴を一口で言うならば，ニューロン同士が互いに連絡し合うネットワークを形成していることであるといえます。もちろん，そのネットワークはランダムなものではなく，整然と規則性をもって形成されています。

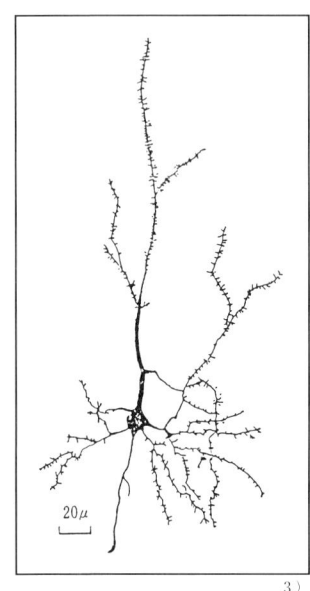

図0-4　大脳ニューロンの一例[3]

　私達は，日頃，様々な出来事を見たり聞いたりします。この場合，まず見ることや聞くことによってもたらされた感覚（例えば，視覚や聴覚）の情報はほとんどすべて脳内の視床という部位に集まっていきます。その後，ニューロンの分布や活動を観察すると，感覚情報は二つに分かれ，一つは大脳皮質系へ，もう一方は大脳辺縁系に伝わることが明らかとなっています。両系のニューロン結合の状態を比較すると大脳辺縁系は大脳皮質系に比べてニューロン同士の接続が少ない単純な構造を有しています。そのため，処理のスピードは速いという利点があるのですが，情報の正確な処理では劣るといった欠点があります。逆に，大脳皮質系の処理速度は遅いものの正確に情報処理することができます。[4]先ほど述べたように大脳皮質は思考の中心の座（認知システム）であり，感情の座（感情システム）は辺縁系にあります。これらのシステムは同時並行的に作動するのですが，このように感覚情報を処理するスピードに差があるため，感情の発現や快・不快といった感情価値判断を行う感情システムが最初に機能することになります。つまり，脳機能からみた場合，心は感情システムと認知

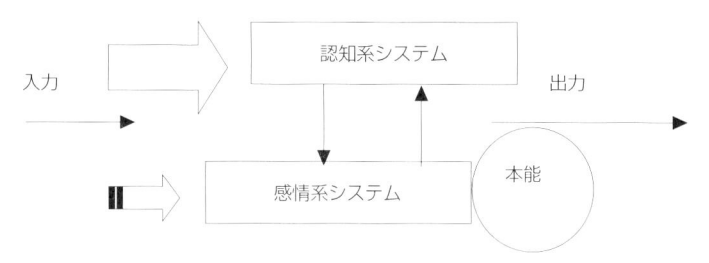

エピソード0 ●ようこそ精神医学へ

図0-5　脳機能からみた心のシステムの概観
▶図では感情システムの処理のスピードが速いことが強調されています。

システムの二つの構造体のうち感情システム先行型あるいは感情システム優位型のモデルであるといえます。しかし，この論だけに従えば，人間すべてが快・不快の感情だけで行動することになり，世の中は大変なことになりますが，幸いなことに辺縁系と大脳皮質（すなわち，感情システムと認知システム）間には密接なニューロンの相互連絡がありますので，現状を正しく判断することができる大脳皮質の認知システム系は辺縁系という感情システム系をコントロールすること（多くは抑制的に働きます）ができるのです。ただし，辺縁系には本能など脳を活性化する基本的エネルギーを生みだす働きもあると考えられていますから，このコントロールが過度になると，脳活性が減少することになります。したがって，実際上は両システム間の微妙な調整が必要であることは言うまでもありません。

　以上をまとめますと，脳科学からみた心のモデルの特徴として，①心は感情システムと認知システムという二つのシステム系から構成されていること，②感情システムは感情価値（快・不快）に基づく判断によって処理される自己本位的なシステムであること，③認知システムは言語を介した正確な現実適応的判断を行うこと，そして，④両システムは相互に密接な関係を有するが，基本的には感情システム優位であり，⑤認知システムはそれをコントロールしていること（図0-5参照）などを挙げることができるでしょう。

　ところで，精神疾患では多彩な症状が出現しますが，妄想や悲観的思考などの症状はこのような心のモデルからは認知システム系の異常あるいは障害と見

なしうることができるでしょう。また，うつ気分といった症状は感情システム系の故障と捉えることができるでしょう。

2　精神分析学からみた心のモデル

　心に関する臨床的理論を挙げるとするならば，やはりフロイド（Freud, S.）の構造論を述べなければならないでしょう。フロイドはヒステリー[*]患者の研究などから人には意識されない無意識領域があり，その症状の源泉はこの無意識に潜む未解決な欲求，願望のためであり，それを意識化することで症状を改善しうるという理論を当初打ち立てたのでした。その後，フロイドは論を進め，『自我とイド』の出版を機に，個々の心的世界は自我，イド，超自我という三つの構造から形成されていると考えるようになりました。もちろん，このような心の構造には実体性があるわけではありませんが，少なくとも，フロイドの臨床的体験において，患者さんに生じた症状をうまく説明するために役に立つ概念であったのです[5]（図0-6）。

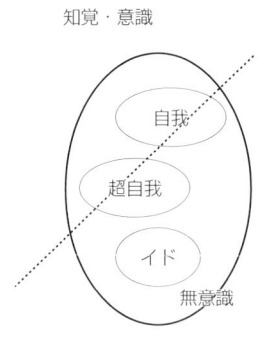

図0-6　イド，自我，超自我
▶図では無意識と意識領域の関連を含めて示しています。

　これら三つの構造（自我，イド，超自我）には，様々な心的機能が付与されています。自我には主に現実世界と対処する実務機関として働くという機能（正確には後にハルトマン（Hartmann）[6]がこの機能を強調しました）やイドなどの欲求を調整することで心の破綻を防ぐための機能（防衛機制）を担っていると仮定されています。イドは願望，欲求の源泉であり，それをもっぱら発散することがその働きであると考えられています。このイドは自我や超自我によってコントロールされています。

　＊ヒステリーとは，ヒステラ（子宮）を語源とする女性に圧倒的に多い疾患です。解離症状と転換症状が主なものですが，DSM-Ⅳではヒステリーの用語そのものが使用されなくなっています。

表0-1 イド,自我,超自我の機能の対比

	機能	感情と思考過程	源泉
イド	無組織的なものであり,専ら衝動を発散しようとする。	非論理的,自己本位。快・不快の原則(快楽原則)に基づく思考。	生来的(生物学的)なもの,本能的なものである。
自我	他の2つの機能調整や外的な状況を適応的なものにする。	現実原則に基づく論理的思索過程。	イドの成長により分化したもの。
超自我	検閲,自己避難,良心と自我理想を形成する。	禁止(すべきでない)と指示(すべきである)でイドを制御する。	主に両親から取り入れられ,内在化することにより形成される。

▶イド,自我,超自我の働きなどについて,様々な見解がありますから,ここで示したものはあくまでもひとつの考え方を表しているに過ぎません。

一方,超自我は道徳的良心や理想が住んでいて,禁止令や指示を出す機能があるとフロイドは考えたのです(表0-1参照)。日頃,私たちは様々な体験などを通じて悩みや葛藤が生じます(全く悩みがない人間などはこの世に存在しないはずです)。精神分析学では,このような悩みや葛藤あるいは欲求不満などから,不安症状や抑うつ症状あるいはその他の症状が生じると考えます。そしてこのような現象は,この三つの構造や外的刺激が互いに作用し合う中で,妥協的産物として生み出されたものであると理解されることになります。

治療法

1 薬物療法

生物学的精神医学では,精神疾患の様々な症状は脳の器質的あるいは機能異常によるものと考えます。そのため,脳機能に何らかの影響を与えうる薬物(向精神薬)を用いることで改善をもたらす戦略が生物学的精神医学的治療の柱

表0-2 向精神薬の分類

種類	標的症状	脳内作用部位	主な副作用
抗精神病薬	幻覚, 妄想, 興奮	ドーパミン受容体	パーキンソニズム
抗うつ薬	うつ気分	ノルアドレナリン, セロトニン受容体	口渇, 便秘
抗不安薬・睡眠薬	不安, 焦燥, 不眠	ベンゾジアゼピン受容体	ふらつき, 眠気
抗躁薬・気分安定薬	興奮, 気分変化	イノシトールリン酸(?)	吐き気, 下痢

▶ここでは典型的な薬物に関して取り上げました。詳細は各エピソードで述べます。

となります。向精神薬には、化学構造、薬理学的作用、臨床応用から一般的に、抗精神病薬、抗うつ薬、抗不安薬・睡眠導入薬、抗躁薬・気分安定薬などに分類されます（表0-2）。なお、このような薬物分類名称はその名前ゆえにある特定の疾患にのみ作用する固有の治療薬であるかのような印象を与えてしまいます。しかし、実際には別の疾患に使用されることも決して珍しいことではありません。すなわち、向精神薬の適応は疾患別というよりもむしろ生み出された症状別に選択すると考えたほうがよいでしょう。また、一般には精神疾患以外に使用されている薬物、例えば、抗てんかん薬や循環器系の血管拡張薬などもある種の精神疾患や精神症状に有効であることが明らかになっています。

　精神疾患に対する薬物療法は目覚ましいものがあります。この発展は正に日進月歩といってよいでしょう。薬物療法は1952年のドレー（Delay, J.）[7]によるクロールプロマジン（Chlorpromazine）の統合失調症への臨床応用がその嚆矢となりました。その後、現在に至るまで、多種多様な薬物が開発され、臨床応用されています。

　一般に、これらの薬物は主に経口的に投与され、その後、胃腸などで吸収、分布、代謝、排泄されるのですが、向精神薬の基本的な作用は脳内ニューロン間で放出される神経伝達物質受容体への効果によってもたらされます。脳は膨大な数のニューロンのネットワークで形作られているのですが、ニューロンとニューロンの間にはシナプスと呼ばれる連絡があり、そこでは、ニューロンから神経伝達物質が放出され、受け手であるもう一方のニューロンの受容体に結合することで情報が伝達されます。そして、神経伝達物質の働きは、ニューロ

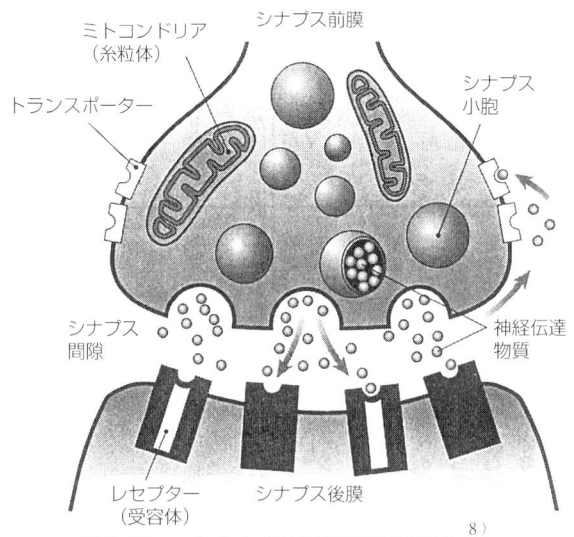

図０-７　シナプスにおける神経伝達物質の作用[8]

ンからの放出量自体を増減させたり，ニューロン内に取り込む量を増減したりすることで調整されています（図０-７）。主な神経伝達物質にドーパミン（Dopamine），ノルアドレナリン（Noradrenalin），セロトニン（Serotonin），ギャバ（GABA）などがあります。

　精神疾患が，かりに何らかの原因でこの神経伝達物質が過剰あるいは減少することによって生じるものであるとすれば，神経伝達物質の働きを薬物によってコントロールすることは精神疾患に対する治療として理にかなったものであるといえるでしょう。

　向精神薬には神経伝達物質の働きを増強させる作用（アゴニスト，作動薬），逆に神経伝達物質の働きを減弱させる作用（アンタゴニスト，拮抗薬）の２種類があります。例えば，先に述べたクロールプロマジンではその主な作用部位はドーパミン２（D2）受容体と呼ばれる部位なのですが，クロールプロマジンはこのD2受容体の働きを減弱させる作用（アンタゴニスト）があり，結果として幻覚や妄想などの症状を軽減させます。しかし，現実的にはある向精神薬が，このようにただ一つの神経伝達物質のみに作用するということはなく，他の神

経伝達物質にも影響を少なからず与えることになります。したがって健全なあるいは変化させたくない神経伝達物質を増加させたり，減少させたりすることになり，結果として好ましくない反応（副作用）が生じることにもなります（表0-2参照）。

　現在，どのような疾患に対してどの薬物をどの程度用いるかなどをある程度取り決めたガイドライン（薬物治療のアルゴリズム）が作成されつつあります。このような標準的な薬物選択法を用いることは，均一化された良質な薬物治療を患者さんに提供し，また，多くのデータを集積することで，今後の課題や問題点を明確にすることも将来可能になることでしょう。

　現時点で精神疾患の明確な原因が不明であるため，向精神薬は根治療法ではなく，対症療法であることをここでは強調しておきたいと思います。現在，精神疾患の治療的手段は薬物療法と後に述べる精神療法が二つの大きな柱となって展開されています。薬物療法では病態に応じた適切な薬物選択や薬物量の吟味が重要となります。少々細かくなりますが，副作用のこと，精神に影響を与えることに対する不安などから薬物を服薬することを好まない人，あるいは一生のみ続けることが必要なのかといったことなど，向精神病薬には様々な誤解や偏見があります。薬物使用の際には丁寧な説明や教育などが是非とも必要であることを最後に指摘しておきましょう。

2　精神療法

　精神療法とは主に言語的あるいは非言語的なコミュニケーション手段を用いて，患者さんに治療的効果をもたらすアプローチの総称です。精神療法の多くは週2回から隔週1回の頻度で，15分～1時間程度行われるのが実情です。どのような形の精神療法を行う場合でも，最初に留意すべきものは，治療者―患者関係を良好なものとすることです。そして，それは治療同盟（Therapeutic Alliance）の形成あるいは確立と呼ばれています。しかし，残念なことに良好な治療同盟を確立するための決まりきったやり方があるわけではありません。

表0-3　支持的療法と洞察的療法のアプローチと適応の違い

	アプローチ	適応
支持的療法	支持，強化，提案，元気付けなどが好んで用いられる。	① 自我欠損など自我機能に大きな障害がある患者。 ② 健康な患者で重大な危機的状況に陥った場合。
洞察的療法	転移関係や防衛の分析，共感的解釈が行われる。	理解しようとする充分な動機をもち，それに耐えるだけの自我機能があること。

　実際の臨床場面では，飾らずに挨拶すること，共感的なことを表明すること，患者さんを受容すること，充分に説明することなどを通して治療者はそのつど，治療同盟を形成することに努力を傾けることこそが最良の手だてであると考えられます。

　現在，250種以上に上る精神療法が存在するといわれますが，集約すると，支持的療法（Supportive Psychotherapy）と洞察的療法（Insight-oriented Psychotherapy）に大別することができます。支持的精神療法とは患者さんの自我や現実検討力に支持や保護を与えることです。すなわち，患者さんを受け入れ，保護し，勇気付け，安全で不安のないように気を配り，傾聴していくことが支持的療法の主眼となります。一方，洞察的療法では患者さんが患者さん自身の心の状態や人格に関して理解することを促し，適切な解釈をおりまぜながら人格の再構築を計ること，つまり自己を洞察できるように促すことが目標になります。

　このように，これら二つのアプローチは治療の目標や治療スタイルに相違が認められますから，各々のアプローチに適応することができるような患者さんを選択しなければなりません。では，どのような患者さんが支持的療法（あるいは洞察的療法）に適しているのでしょうか？　一般的に，患者さんに自我欠損など自我機能に大きな障害がある場合あるいは自我状態が健康な患者さんでも重大な危機的状況に陥った場合は支持的療法が適応となります。一方，理解しようとする充分な動機をもち，それに耐えるだけの自我機能がある場合は洞察的アプローチが適応されます。表0-3に支持的療法と洞察的療法のアプロ

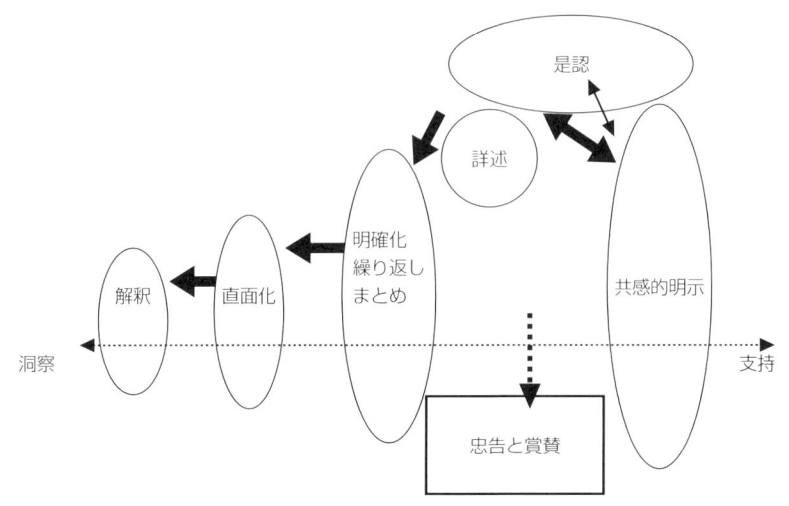

図0-8　支持―洞察スペクトル

▶実線矢印は実際の精神療法場面での時間的推移を表現しています。破線矢印は支持―洞察スペクトルと異なった次元であることを示しています。

ーチと適応の違いを示しましょう。

精神療法の支持―洞察連続体（スペクトル）

　前節で精神療法を大まかに，支持的療法と洞察的療法に分けましたが，現実の精神療法過程では，この二つの療法が混在することが多いのが臨床的な実感です。事実，ワレンスタイン（Wallerstein, 1986）[9]によるメニンガークリニックの精神療法介入研究から，すべての精神療法は洞察的療法と支持的療法のいずれの要素も含んでいることが明らかになりました。さらに，この二つの療法とも実践の治療上価値あるものであると結論づけています。ワレンスタインは，支持―洞察スペクトル（連続体）を仮定し，すべての精神療法はその支持あるいは洞察の強弱によって7つのカテゴリーに分かれると述べています（図0-8参照）。

　以下に，各カテゴリーについて説明することにしましょう。

① 解釈（Interpretation）

　解釈とはその人が気づいていない無意識な欲求，悩み，葛藤などを意識的なものにすること，気づかせることです。解釈は感情，思考，行為あるいは症状を，その無意識的な意味や源泉に結びつける説明のための陳述です。解釈は転移，転移以外の問題，患者さんの過去か現在の状況，患者さんの抵抗，空想に焦点を当てることが普通です。解釈は，患者さんの心がほとんど意識的なものとなり，そのため患者さんの認識に相対的に近づきやすくなるときに適応されます。例えば，沈黙する患者さんに「おそらく，あなたがここで黙っているわけは，あなたのお母さんがあなたを非難したように，私が反応するのではないかと考えたからではないでしょうか」と述べることなどです。

② 直面化（Confrontation）

　直面化とは患者さんが受け入れたくないもの，回避したりすることを告げることをいいます。否認や抑圧によって無意識に閉じ込められている感情を明らかにしたり，患者さんの行動が他者に影響を与えていることを明確にしたりすることです。例えば，電車の混雑ぶりを長々と面接中に語った患者さんに対して「あなたが感じている不安感を直視するよりも電車について話したほうがいいのでしょうか」と述べることなどです。

③ 明確化（Clarification）

　患者さんが述べた言葉などをそのまま繰り返したり，まとめたりすることです。なお，この介入方法は精神療法中頻繁に用いられます。

④ 詳述の奨励（Encouragement to Elaborate）

　この介入はちょうど，支持的なものと洞察的なものの中間に位置します。例えば，「それについて，もう少し詳しく教えてくださいませんか」とか，「それについて，どのような考えが浮かびますか」といった表現が用いられます。話題をさらに詳しく述べてもらうように促します。この介入もよく用いられるや

り方といえます。

⑤　共感的明示（Empathic Validation）
　患者さんの心的状態に治療者が共感することを意味します。そのため，「そのように落ち込んでいるのはよく分かりますよ」といった言葉が投げかけられることになります。

⑥　忠告と賞賛（Advice & Praise）
　忠告は患者さんの行為に対する指示を意味し，賞賛は行為に対する強化を表します。例えば，忠告は「あなたは直ちに，今おっしゃった男性と遊びにいくことは止めるべきであると思いますよ」，賞賛は「きっぱりとお母さんに文句をいうことができたのはすばらしいことと思います」。なお，これらは治療者の中立的態度からは離れており，意志決定についての患者さんの自律性を損なうので，厳密な意味では他のカテゴリーとは次元が異なっていると考えられます。

⑦　是認（Affirmation）
　「なるほど」といったように患者さんに簡潔な意見を述べることです。

転移と逆転移

　精神療法中において，患者さんと治療者の関係が深まっていくと，患者―治療者関係は，患者さんの過去の問題となる対人関係が再現された形をとりやすくなります。このように患者さんが過去の重要人物に向けた感情や態度を現在の治療者に移し変えて再現していると解釈できる状態を転移と呼びます。そのうち，信頼や依存などの感情を示す場合は陽性転移，不信，増悪の場合を陰性転移と呼びます。逆に，治療者が患者さんに対して治療者自身の過去の重要な人物に抱くさまざまな感情が再現された場合を逆転移と呼びます。
　このような転移―逆転移の意味を吟味し，慎重に取り扱うことで，治療を展

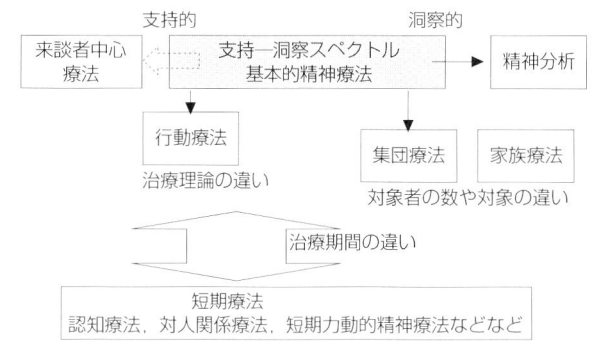

エピソード0 ●ようこそ精神医学へ

図0-9　各種精神療法の鳥瞰図

▶ここでいう短期療法は治療期間が短期であることが共通であるため，様々な理論，アプローチ法が混在しています。また，行動療法は心を暗箱（ブラックボックス）として捉え，考慮外のものであると考えます。行動療法の拠り所は刺激と反応という目に見える実体的なものであるとされます。詳しくはミニテーマ行動療法の項を参照してください。

開していきます。

精神療法の広がり（図0-9参照）

　すべての精神療法は支持―洞察スペクトルで示した要素を含んでいることは間違いありませんが，精神療法を見つめる眼を少しばかり変えてみると，これ以外の要素によっても数多くの精神療法を分類することができそうです。例えば，短期精神療法と総称される治療的アプローチ群があります。これまで，精神分析療法で代表されるような精神療法的アプローチは数年に及ぶ長い治療期間を設定するのが常でした。しかし，近年，例えば米国では，医療保険事情から経済的コストに見合う，つまり短期間で終結しうる精神療法（長期療法に対する短期療法）が要求されてきています。このような医療社会状況を踏まえて，短期精神療法が発展してきていますが，この短期精神療法も多くの種類，系統があり，例えば，認知療法[10]，対人関係療法[11]，短期焦点づけ精神療法，時間制限精神療法[12]，短期力動精神療法[13]など群雄割拠している状態です。しかし，あえて，その共通項を言うならば，全体ではなく特定の現象や症状に焦点化すること，心的世界には深く立ち入らないこと，目標が明確であり，具体的であることが

挙げられるでしょう。

　また，従来の患者―治療者の1対1の関係ではなく，数名対1名（数名）という集団療法，家族療法といった形の精神療法もあります。さらに，学習理論などから生まれた行動療法も広く精神療法の一つであると考えることができます。なお，認知療法，対人関係療法，行動療法，家族療法については章を改めて述べることにします。

EPISODE 1

すべてがブルーなキャリア・ウーマン

● うつ病(大うつ病性障害) ●

EPISODE 1

すべてがブルーなキャリア・ウーマン

28歳　冴子　銀行総合職

　冴子さんは不眠，全身のだるさ，食欲低下，イライラ感，集中力低下などのため，私のクリニックを訪れてきました。近くの総合病院からの紹介です。そこでは，内科的な検査が一通り行われたのですが，これといって異常な所見がなかったのです。

　冴子さんは二人兄妹の末っ子で，父は弁護士です。有名私立大学を卒業した後，見事難関を突破し，某都市銀行の総合職に採用されました。当時，女性の総合職は珍しく，入行当初から冴子さんは張り切って仕事をこなしていたようです。そうこうしているうちの入社6年目のことです。某取引先との交渉が難航を極めたため，土日も返上して，その難局に対応していたのでした。冴子さんが，総合病院を最初に訪れたのは，この難局も彼女の働きでどうやら片付いてから3カ月後のことでした。

　クリニックでの初診時も冴子さんは総合病院の時と同様，不眠，食欲不振などを訴えていました。不眠症状はこんな感じです。以前は朝7時頃，目覚めていたそうですが，最近は5時前には目が覚めてしまい，ぐっすりと眠った感じ，熟睡感もないとのことです。食欲も全くなく，ここ3カ月で，5kg痩せたとのことです。さらに，気持ちもうつうつとした感じで，根気が続かず，会社に行くのも億劫なのですが，それでも，責任感の強い冴子さんはこれまでは何とか毎日出社しているとのことでした。このような冴子さんの不眠，体重減少，うつうつ感，億劫さはどうやら，3カ月前から出現したようです。

　面接時，冴子さんは，「これまで，……一生懸命仕事に打ち込んできましたが，今はむなしい感じです」「生きているのは苦しいことです，……いっそ，死んだほうが楽だろうと思ったりします」などと，自殺念慮も含めた悲観的な内容を言葉少なに語るので

エピソード1 ◉ すべてがブルーなキャリア・ウーマン

した。冴子さんの様子は髪の毛も乱れたままで，肩を落とし，表情も暗く，伏目がちで，生気がありません。

　一通り，お話を伺った後，私は"冴子さんはうつ状態に陥っているように思えますね。うつ状態のときはすべてが悲観的にみえ，この状態がいつまでも続くように思ってしまうものです。けれども，この状態から脱する時期が必ずきますよ。でも，すぐ治るというものでもなく，治るにはある程度の時間が必要です。その間少しでも耐えやすいように，できたら仕事を休み，しっかり休養をとりませんか？"とゆっくりと伝えました。さらに，抗うつ薬を服用することが必要であることや，その効果や副作用なども丁寧に説明しました。これに対して，冴子さんは一応納得してくれたようでした。

　初診から1カ月後，冴子さんは「もう1カ月も経っているのに，全然，良くなっていません。今でも憂うつな気持ちも続いていますし，集中力は戻らないし，根気も続きません」とうつ状態が良くなっていないことをイライラした口調で訴えていました。

　そこで，私は以下のような質問をしてみました。

"ところで，睡眠の方はいかがですか？"，"そういえば，以前より，少し眠れるようになりました"，"この前と少し違うのは睡眠がとれるようになったということですね"，「ええ」，"睡眠の分だけでも，少しよくなりましたね"，「そういえば少し楽になったようにも思います」……

　当初，冴子さんには，しばらくの間休職し，静養するようにと伝えてあったのですが，実際は，診断書も会社に提出せず，仕事を頑張ろうとしていたのです。また，薬も副作用を気にしてか，充分な服薬量に至っていませんでした。

　3カ月ほど経ちました。「睡眠時間が長くなり，からだも楽になったようです」，「少し，集中力も回復して，自分で前向きに考えるということができるようになりました」，「まだ少し，億劫な感じは残っていますが……」と笑顔も見せながら，以前より明るくなった印象で，身だしなみもきちっとしており，颯爽とした，以前の冴子さんに戻ったように見えました。

　そして，半年の治療の後，冴子さんは職場復帰を果たし，その後は順調に経過していきました。

エピソード1の冴子さんの疾患は，大うつ病性障害（Major Depressive Disorder）と考えることができます。

● うつ病（大うつ病性障害） ●

疫　　学

　現代社会はストレス社会と呼ばれていますが，それとともにうつ病を呈する人たちも増加していく傾向にあります。最近の欧米諸国や我が国の疫学調査[1]によりますと，うつ病の生涯有病率は4〜9％にも上るとされています[2]。これでお分かりのように，うつ病は精神障害の中で最もポピュラーな疾患の一つといえます。うつ病の発症年齢は思春期以降に多く，20歳代後半にピークがあるとされます。しかし，そのピークはなだらかですので，うつ病はどの年代にも発症しやすい疾患であると考えたほうがよいでしょう。男女比は概ね1：2で女性に多く発症します。この性差の原因は，はっきりとは分かっていませんが，ホルモンの影響，出産の影響，心理社会的ストレス要因の違いなどが可能性として指摘されています。

気　　分

　うつ病の基本的障害は気分（Mood）の病的変化である抑うつ気分です。気分とは特別な対象や内容をもたず，比較的長く持続する感情の状態をいいます。私達は些細なことで気分が抑うつ的になったり，逆に気分が良くなったりすることを経験します。このように，抑うつ気分は常に病的であるわけではなく，健康な人にも生じうる現象であるといえます。

　健康な人の抑うつ気分は病的な抑うつ気分と異なり，抑うつ気分の程度は軽く，一日中抑うつ気分が持続することはめったにありません。抑うつ気分は一

定の範囲内に収まっているのです。また，正常な抑うつ気分は，たとえ持続しても，せいぜい数日までです。たいていは，心配事やストレスの直後から抑うつ気分は生じますので，原因も明らかです。正常な抑うつ気分では他者の励ましや自らの気分転換で軽減されることが多く，日常生活，社会的生活に大きな支障を生じることはありません。

病的な抑うつ気分では，一日中抑うつ気分が生じ，しかも，それは長期間（例えば2週間以上）にわたります。ストレス的な出来事の直後から抑うつ気分が生じることもありますが，時間的に少し後から始まる場合や全く理由なく生じることも多いようです。気分転換もできず，励ましでむしろ悪化する傾向があります。病的な抑うつ気分の場合，日常生活，社会的生活面において広範囲な障害を来たすことになります（表1-1参照）。

表1-1に正常な抑うつ気分と病的な抑うつ気分の鑑別点を示しましたが，現実的には，ここまでが正常で，ここからは異常であると明確に線を引くことはなかなか難しく，実際の臨床場面でも，正常の抑うつ気分と病的抑うつ気分とを区別することが困難な場合が結構あります。このことやうつ病の頻度の高さなどを考え合わせると気分は元々，正常と異常といった具合に完全に区別できるものではなく，正常から異常まで連続性をもった現象であると考えた方がよいかもしれません。

表1-1　正常なうつ気分と病的なうつ気分の鑑別点

	正常な抑うつ気分	病的な抑うつ気分
うつの持続期間	数時間から数日までと短期間。	2週間以上続く。
うつの強さ	弱い，治療をもとめることはほとんどない。	ほとんど一日中，うつ気分となる。
ストレス体験	直後から生じる。	少し後から始まるあるいは理由なく生じる。
気分転換	他者の働きかけや自ら気分転換が一時的にできる。	励ましや自分の意思では気分転換できない，あるいは悪化する。
社会的機能の障害度	日常生活，社会的生活に障害があっても部分的であり，広範囲な支障はない。	日常生活，社会的生活に広範囲に障害を生じる。

図1-1は気分障害の概念を模式的に表したものです。ある時，気分状態が正常な気分範囲から逸脱し，気分の低下（抑うつ気分）が生じ始め，それが持続するとうつ病に発展していきます。また，逆に，気分の上昇（爽快気分）が生じた時は，躁状態，双極性障害（以前は躁うつ病と呼ばれていた疾患です。詳細は ミニテーマ 双極性障害を参照してください）の躁病エピソードとなります。現在，うつ病は双極性障害とともに，気分障害の一つに分類されています。

症　状

　表1-2に我が国において精神疾患の診断基準として，汎用されている

ミニテーマ　双極性障害（躁うつ病）

　双極性障害は以前，躁うつ病と呼ばれていましたが，近年はこのように呼ばれるようになってきました。有病率は0.4～1.6％であり，性差は認められません。多くは反復性（90％）で，大うつ病エピソードの直前か直後に起こることが多いとされます（60～70％）。また，双生児及び養子研究から遺伝的影響が大であることが示唆されています。表M-1に示した躁病エピソードの診断基準を満たすものが双極性障害です。一回の躁病エピソードは2週間から4，5か月継続します。
　躁病エピソードの基本症状は，気分がいつになく良い，快活で高揚した感じ，開放的であったり，易怒的であるといった躁的気分です。
　躁病エピソードを示す患者さんは何事にも自信満々で，何でもできると信じています。睡眠時間も短縮しますが，これは不眠障害というよりも，何日も眠れなくても快適であるといった睡眠欲求の減少に基づく症状です。患者さんは普段よりも声が大きく，多弁で喋り続けようとします。冗談や駄洒落も多くなります。内容も，話題がすぐに転換するために理解し難くなります。注意も散漫となります。社会的，職場，学校内，あるいは性的なものに対する関心も高まり，無理な計画を立てて，実行したり，まずい結果になる可能性が高いこと（買い漁り，性的無分別，馬鹿げた商売への投

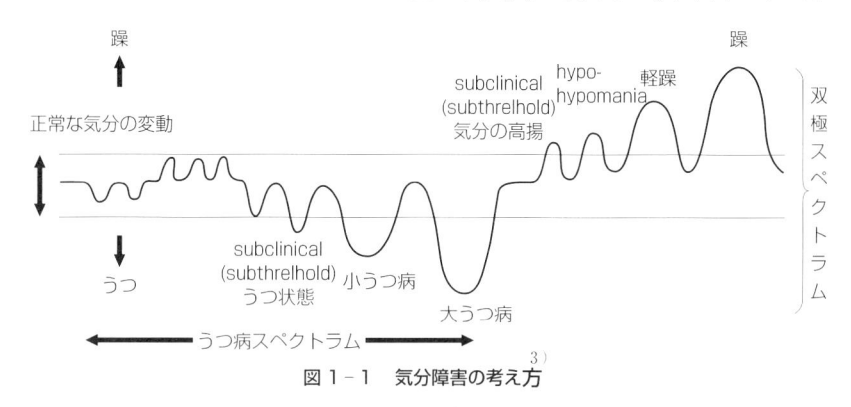

エピソード1 ● すべてがブルーなキャリア・ウーマン

図1-1 気分障害の考え方[3]

資など）にも熱中します。

　このような，症状が少なくとも1週間継続し，7つの付加症状のうち3以上あれば躁病エピソードと判断されます。

　なお，双極性障害はさらに双極Ⅰ型障害（躁病エピソードがあるもの）と双極性Ⅱ型障害（大うつ病エピソードと軽躁病エピソード［躁病エピソードと症状は同一ですが，期間が4日以上と短く，また社会的機能の障害がないもの］のあるもの）に分類されます。

　治療薬としては，炭酸リチウム（Lithium），カルバマゼピン（Carbamazepine），バルプロン酸（Valproate）が第一選択薬として用いられます。

表M-1　躁病エピソード

基本症状：気分が異常かつ持続的に高揚し開放的となること（易努的でもよい） 付加症状： 　(1)自尊心の肥大，または誇大 　(2)睡眠欲求の減少（例えば，3時間眠っただけでよく休めたと感じる） 　(3)普段よりも多弁であるか，喋り続けようとする心迫 　(4)観念奔逸，またはいくつもの考えが競い合っているという主観的な体験 　(5)注意散漫（すなわち，注意があまりにも容易に，重要でない関係のない外的刺激に転導される） 　(6)目標志向性の活動（社会的，職場，学校内，性的のいずれか）の増加，または焦燥 　(7)まずい結果になる可能性が高いが，快楽的な活動に熱中すること（買い漁り，性的無分別，馬鹿げた商売への投資など）

▶ DSM-IVの躁病エピソードの一部を抜粋し，改変しました。このような状態が1週間継続すれば躁病エピソードといえます。

表 1-2 うつ病の病状

(1) ほとんど1日中，ほとんど毎日の抑うつ気分
(2) ほとんど1日中，ほとんど毎日，すべてのまたはほとんどすべての活動における興味，喜びの著しい減退
(3) 食事療法をしていないのに，著しい体重減少，あるいは体重増加（1カ月で体重の5%以上の変化）またはほとんど毎日の食欲の減退，または増加
(4) ほとんど毎日の不眠また睡眠過多
(5) ほとんど毎日の精神運動性の制止，または焦燥
(6) ほとんど毎日の易疲労性，または気力の減退
(7) ほとんど毎日の無価値観，または過剰で不適切な罪責感
(8) 思考力や集中力の減退，または決断困難がほとんど毎日認められる
(9) 死についての反復思考，特別な計画がないが，反復的な自殺念慮，自殺企画，または自殺するためのはっきりとした計画

▶ DSM-IV の大うつ病エピソードを著者が若干改変した。

DSM-IV（Diagonstic Statistical Manual of Mental Disorders, Fourth Edition）による（大）うつ病の診断基準の症状項目を挙げました。ここでは，うつ病の症状を感情症状，思考・認知症状，身体症状及び自殺企図に分けて説明しましょう。

① 感情症状

表1-2のうち，(1)抑うつ気分と(2)興味や喜びの減退の二つの症状はうつ病の中核的感情障害を表現していますから，特に重要視される症状といえます。

うつ病患者さんは「悲しい」，「ふさいでいる」，「落ち込んでいる」，「うっとうしい」，「沈んでいる」などと抑うつ気分を訴えたり，「興味が湧かない」，「やっていても楽しくない」と興味や喜びのなさを述べたりします。もちろん，うつ病患者さんの表情にもこのような抑うつ気分に関連した変化が現れます。例えば，眉に皺が寄ったり，目の動きや視線が乏しくなったり，また，口元が少し垂れ下がったりするなど，普段とは異なる表情を観察することができます。典型的なうつ病の場合，抑うつ気分は一日の内でもその程度に強弱（日内変

＊大うつ病（性障害）という名称はある程度以上強いうつ状態とうつ状態の程度の軽いうつ病（小うつ病という意味）を分けて研究を行っていた RDC（研究用診断基準）に由来しています。この RDC は DSM に多大な影響を与えていたため，DSM では大うつ病という用語が採用されたのです。

動)を認められることが多く,とりわけ,朝方に抑うつ気分が強いことが特徴的とされています。朝方に強い抑うつ気分に加えて,普段よりも朝早く目が覚めること(早朝覚醒と呼ばれ,概ね普段よりも2時間以上早く目覚めます),食欲不振,過度の罪責感,ほとんど動かずにいる(行動制止)といった著しい行動量の減少あるいはイライラ感を示すものをうつ病の中でも特にメランコリー型と呼びます。なお,メランコリー型は薬物治療による効果が他に比べて良好であるため,メランコリー型であるかどうかをチェックしておくことは治療上重要なポイントといえます。

② 思考・認知症状

うつ病は思考にも影響を及ぼし,「頭が思うように回らない」,「考えられない」といった集中力の低下や思考が停滞したり,決断することができないといった思考の流れ(思考過程)の障害が認められます。また,思考内容も悲観的な場合が多く,過去の些細な失敗を繰り返し思い悩んだり,「自分はとるに足らない人間である」といった無価値感に囚われることも少なくありません。さらに,不幸な出来事はすべて自分に責任があるといった「すべて自分が悪い」といった過剰な責任感や罪責感に傾きがちになります。

③ 行動症状

うつ病では動作が鈍くなったり,ぐったりとしたまま全く動かずに一日中過ごしたりするなど全般的な活動量の減少がみられます。また,行動の変化として,静かにじっとしていることができない,足踏みをするなどといったイライラした様子(焦燥)などもしばしば認められます。さらに,いつも疲れやすいと感じたり,訴えたりすることから,何か別の身体的疾患ではないかと疑われたり(といっても,身体的異常の有無はきちっとチェックするのが鉄則です),単にやる気がないなどと家人に誤解されることもあります。

④　身体症状

　睡眠障害は，うつ病において，ほとんど必発の症状（80～90％）といえます。実際の診察場面では，前述した抑うつ気分の症状などを仮に訴えなかったりするケースでも，まず睡眠障害の有無を尋ね，睡眠障害があればうつ病の可能性を念頭に置きながら診察を進めていくことが実践的です。うつ病の睡眠障害は不眠型が多く，特に早期覚醒と頻回の中途覚醒を訴えます。多くの例で食欲が減退し（約90％），結果的に体重が減少することになります。他方，少数例では過食や過眠といった症状を示すこともあります（これに関しては後述します）。

　その他の身体症状として，性欲の低下，頭痛，筋肉痛，嘔気，嘔吐，口渇，便秘など自律神経の機能不全を示す身体的愁訴が認められます。

⑤　自殺企図

　重症のうつ病の15％が自殺により死亡すると考えられていますので，自殺企図や自殺の計画といった自殺兆候の有無をチェックすることは是非とも必要な事柄といえます。

　　診　　断

　うつ病の診断（他の精神疾患も同様ですが）は現在，患者さんの症状を正確に把握した上で，症状をうつ病の診断基準に照らし合わせるといった作業でなされるのが，一般的なやり方と考えてよいと思います。そして，拠り所となる診断基準としてはDSM-Ⅳを用いるのが現在の趨勢です（なお，本書の診断はすべて，これに基づいて診断しています）。表1-2で示した9項目の内，(1)あるいは(2)のいずれかあるいは両方とも含めて，5項目以上が該当し，症状が2週間以上にわたり持続している場合は大うつ病性障害と診断することができます。ただし，これらのうつ症状がある種の物質や一般的身体疾患によって生じた場合は除きます。また，これらの症状のために患者さん自身が著しい苦痛を感じたり，社会的，職業的あるいはその他の機能の障害が引き起こされていなければうつ病という診断を下さないことになっています。うつ病はストレスなどの後

に発症することが多いのですが，必ずストレスが存在しないといけないというわけではありません。すなわち，ストレスの有無はうつ病の診断には必須条件ではありません。

　なお，後に述べる妄想あるいは幻覚といった精神病性症状を患者さんが仮に示していても，大うつ病性障害の診断基準を満たしており，精神病性症状がそのうつ病期間中に生じたものであれば，精神病性の特徴を有したうつ病（大うつ病性障害）と診断することができます。

　評価尺度

　うつ病は大変ポピュラーな精神疾患ですので，うつ病に関して様々な症状評価尺度があります。うつ病の客観的評価尺度としては，ハミルトン（Hamilton, M.）の Rating Scale for Depression（HRS-D）[4]が有名です。HRS-Dは21項目から構成されています。これは評価者によって判断されます。また，患者さんが自ら回答する自記入式質問紙には，キャロル（Carroll, J.）[5]のCRSやツング（Zung, W.）[6]のSDSなどが有名であり，これらは臨床上好んで用いられています。

　病　　因

　うつ病の原因は基本的には不明です。従来から，生物学的要因，社会的要因，病前性格などとうつ病の関連が指摘されています。

① 心理社会的ストレッサー

　心理社会的要因としては，様々なライフイベントといったストレス要因により，うつ病が発症しやすいことが知られています。ストレッサーは転勤，退職，昇進，対人関係，結婚，離婚，出産，家族との離別，交通事故など様々ですが，これを受け取る側の人にもストレス耐性に乏しいといった脆弱性が存在することが指摘されています。

② 病前性格

どのような性格であろうとそれなりの状況下ではうつ病になりうると現在は考えられていますが，従来から，うつ病に特徴的な性格として，執着性格（下田光造）[7]やメランコリー型性格（テレンバッハ：Tellenbach, H.）[8]が指摘されています。執着性格とは仕事熱心，凝り性，徹底的，正直，几帳面，強い正義感，義務責任のあるタイプで，この場合，一度わき起こった感情がなかなか冷めずに持続されるため，うつ病になりやすいと説明されています。一方，メランコリー型性格は，執着性格とほぼ同様なタイプなのですが，自分ではなく，他者のために生きるといった心性をもっており，ストレスなどを感じやすく，うつ病に結びつくと考えられています。

③ 生物学的要因

近年，生物学的研究，とりわけ分子生物学の進歩からうつ病に関する新しい知見が続々と明らかになっています。現在，抗うつ薬の作用機序などから，脳内の神経伝達物質であるノルアドレナリンとセロトニンの低下がうつ病の生物学的原因であると考えられています（生体アミン仮説）。また，その他に，先ほどの心理社会的ストレッサーの項で述べた個体のストレス脆弱性に関する分子生物学的仮説も立てられています。なお，遺伝的研究では（これも気分障害発症の一つの重要な要素と思われますが）環境要因がなかなか排除できないため現在のところ明確な遺伝学的知見は得られていないのが現状です。

治　療

薬物療法と精神療法がうつ病に対する主な治療方法です。

① 薬物療法

抗うつ薬はその名の通りうつ気分，意欲減退などうつ状態を改善するために用いられるものです。抗うつ薬はその発売時期から4つの世代に分類することができます。第一世代は1970年代までに発売された抗うつ薬，第二世代とは

1980年代,第三世代は1990年代,第四世代とは2000年代から我が国で発売された抗うつ薬です。第一世代で用いられたものは,アミトリプチリン(Amitriptyline),イミプラミン(Imipramine)など三環系抗うつ薬です。その後,アモキサピン(Amoxapine),ロフェプラミン(Lofepramine),マプロチリン(Maprotiline)など三環系あるいは四環系の薬物が使用されています。これらはいずれもかなりの抗うつ効果が認められているのですが,副作用が多いのが難点でした。

その後,セロトニンを選択的に増加させるSSRI(selective serotonin reuptake inhibitor:選択的セロトニン再取り込み阻害薬)が開発されました。SSRIはそれ以前の抗うつ薬である三環系や四環系に比較して,同等の抗うつ効果があり,副作用が比較的少ないことから現在,汎用されているところです。また,SSRIはうつ病のみならず,強迫性障害,パニック障害あるいは神経性大食症などにも効果が認められています。なお,最近では,セロトニンとノルアドレナリンを増加させるSNRI(Serotonin－Noradorenalin Reuptake Inhibitor:セロトニン・ノルアドレナリン再取り込み阻害剤)も用いられています(表1-3)。

抗うつ効果の発現には,ある程度の時間が必要なようです。早いもので4日

表1-3 主な抗うつ薬

第一世代	三環系	イミプラミン アミトリプチリン クロミプラミン
第二世代	三環系	アモキサピン ロフェプラミン
	四環系	マプロチリン ミアンセリン
第三世代	SSRI	フルボキサミン パロキセチン
第四世代	SNRI	ミルナシプラン
その他		スルピリド,炭酸リチウム

▶第一世代とは1970年代までに発売された抗うつ薬です。第二世代とは1980年代,第三世代は1990年代,第四世代とは2000年代から我が国で発売された抗うつ薬です。三環系あるいは四環系とは薬物の化学構造において,三つあるいは四つの環状構造を持つことから命名されています。

表1-4 抗うつ薬の主な副作用

ヒスタミンH1受容体	過鎮静,眠気,体重増加
ムスカリン性アセチルコリン受容体	口渇,かすみ眼,便秘,排尿障害,頻脈
α1アドレナリン受容体	めまい,頻脈,起立性低血圧
ドーパミンD2受容体	錐体外路性症状,乳汁分泌

▶副作用はレセプター(受容体)遮断作用によるものがほとんどです。左にはレセプター名,右には臨床的副作用症状を示しました。なお,SSRIはこのような副作用が少ないことが利点ですが,吐き気など消化器症状(胃や腸に存在するセロトニン取り込み阻害によるとされます)が多いとされます。

程度で効果が出現するケースもありますが,多くはおよそ2週間程度かかります。この効果発現の遅れは三環系抗うつ薬,SSRIなどすべての抗うつ薬において共通して認められる特徴です。

副作用は抗うつ薬のレセプター(受容体)遮断作用によるものがほとんどです。表1-4の左にレセプター名,右には副作用を示しました。なお,SSRIはこのような副作用が少ないことが利点とされますが,吐き気など消化器症状が生じることが多いようです。副作用の出現は服薬遵守の妨げとなることが多いですから,患者さんには充分な説明を行うことが必要となってきます。

② 精神療法

うつ病に対する精神療法の基本的な原則について,笠原[9]は要領よく,簡潔に以下のようにまとめています。

(1) 病気であることを確認すること

患者さん自身が『うつ』という病気ではなく,単に怠けていると信じていたり,また,周囲の人たちもまた,同じように思ったりすることが意外と多いものです。うつ病に対して,適切な対応をとる意味でも,"これは病気である"という基本的な考えをもつことは後述する事項の理解や実践のためには欠かせないものといえます。

(2) 休養,休息のすすめ

うつ病は平たく言えば精神エネルギーの全般的な低下といえます。そのため普段は楽々できていたことも,うつ病のときは,充分に行えず,かえって自責

感や全身倦怠感などを強める悪循環に陥ってしまいやすいものなのです。そのため，休息をすすめ，その悪循環を断つことは重要なことといえます。

(3) 予想できる治癒の時点を述べること

未来を絶望的であると考えがちなうつ病患者さんにとって，将来に対して希望をもたせるという意味でも，このことは大切なことといえます。ちなみに，笠原は概ね3カ月で治癒すると伝えています。

(4) 自殺防止の誓い

既述したように，うつ病者の自殺は高率です。確かに，"自殺をしないこと"を約束させるのみで，自殺行動すべてを防止することはできないようですが，患者に"生きるべき存在"であることを真摯に伝えることは意味あることであると思われます。

(5) 決定の先延ばし

うつ病による否定的な考えや焦りなどから，例えば，職業の変更，離婚問題などに対してうつ病の患者さんは適切な決定を下すことはできないと考えられます。そのため，重要事項の決定は先延ばしにすることが望ましいといえます。

(6) 病状には一進一退のあることを説明すること

症状に変動があることはとりわけ，うつ病だけに限ったことではありませんが，症状の悪化やゆり戻しが生じると，自殺の契機となったりすることがあります。逆に，少し調子が上向くと，ついつい，調子に乗って無理をしがちなものです。これを諫める意味でも是非必要な説明であるといえます。

(7) 服薬の重要性とその副作用の指摘

実証的研究から，抗うつ薬がうつ病に対して優れた効果を有することが証明されています。そのため，服薬の遵守は大切なことです。当然のことながら，抗うつ薬の副作用（口渇，便秘，尿閉など）を知らせると同時に，服用から効果が出現するまでにしばらく時間がかかる（早いケースで3～4日，一般的には2週間程度）ことを告げることも有意義なことと考えられます。

笠原が示した以上のような簡易的精神療法はうつ病に対する精神療法の基本や勘所を適確に把握した実践的な治療法といえると思います。

　なお，うつ病に対する精神療法の実証的な研究から，認知療法（Cognitive Therapy）[10),11),12)]および対人関係療法（Interpersonal Psychotherapy；IPT）[13)]が薬物療法と同等の治療効果があると報告されています（ミニテーマ 認知療法と対人関係療法 参照）。

　経過と予後

　うつ病は基本的には完全に良くなる（完全寛解）疾患です。しかし，反復することが多く，初めてのうつ病エピソード（うつ病症状の期間）で受診した人が再発する可能性は50％，2回目の再発で受診した人では，75％以上，そして，3回以上の再発のあった人では，90％以上が再発すると報告されています。

　反復性のうつ病エピソードの罹病期間は3〜12カ月で，中央値は6カ月とされています。そして，このエピソードの繰り返しによって，寛解の時期（うつ病が改善し，うつ症状がない時期）が短くなっていき，とりわけ中年以降ではうつのエピソードが多く，かつ期間が長くなる傾向が報告されています。

　大うつ病の亜型

　大うつ病性障害は非常に頻度の高い疾患ですから，大うつ病全体を更に詳細に調査しますと，幾つかの特徴的なパターンを有する大うつ病が認められます。例えば，先に述べたメランコリー型もその一つですが，その他に非定型うつ病や季節型うつ病などがあります。

① 非定型うつ病

　非定型のうつ病では，抑うつ気分を示しますが，例えば，楽しい出来事に対して気分が明るくなること（気分の反応性）は可能です。一般的なうつ病の場合は不眠と食欲不振が現れるのですが，非定型うつ病では逆に過食と過眠が生じることが特徴的です。そして，鉛様の麻痺と呼ばれるように手や足が鉛のよ

ミニテーマ 認知療法と対人関係療法

　実証的な研究から現在，うつ病に対する精神療法のうち，有効であると考えられているものには認知療法と対人関係療法があります。

① 認知療法

　認知療法はベック（Beck, A.）[10]によって開発された比較的新しい精神療法です。従来，うつ病は気分の障害が基本となり，それから思考や意欲面の障害に波及するという考え方が主流でした。ベックはそれを逆に出来事に対する（抑うつ性）自動思考という歪んだ認知がまず働き，その結果抑うつ気分が生じると考えたのです（図M-1参照）。この自動思考を標的に，患者さんに認知の歪みを気付かせ，修正を行うことが認知療法の治療目標となります。治療の内容は認知の再構成，問題解決，行動のモニタリング，宿題といった方法が採用されています。なお，認知療法は通常12〜16セッション（3〜4カ月）で終結する短期治療法でもあります。

② 対人関係療法

　対人関係療法はうつ病者の問題となっている対人関係に焦点を当てる短期精神療法です。傷ついた対人関係がうつ病の原因であるとみなします。対人関係療法はクラーマン（Klerman, G.）[13]によって，体系化されました。

　対人関係療法では対人関係を以下の四つのテーマに分けます。①悲哀と喪失②役割を巡る不和（さらに不和の段階によって，再交渉，行き詰まり，離別の三つに分かれます）③役割の変化④対人関係の欠如です。

　実践では，患者さんが現在抱えている対人関係の問題のテーマの一つないしは二つに注目し，それを改善するために，保証，感情の明確化の技法を用いたり，対人関係コミュニケーションの調整を行います。なお，対人関係療法は人格の再構築といった精神内界を扱うといった精神分析的アプローチではなく，あくまでも現実にある対人関係の改善を目指します。

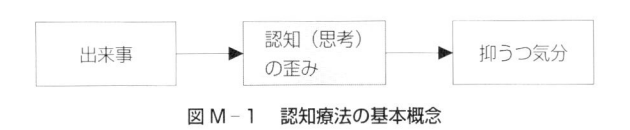

出来事 → 認知（思考）の歪み → 抑うつ気分

図M-1　認知療法の基本概念

うに重い感覚が生じ，精神運動制止症状が強く出現します。また，社会面では対人関係の敏感さが認められることが多いとされます。非定型うつ病は発症年齢が若く，長期の経過に陥りやすいことが指摘されています。

② 季節型うつ病

例えば，冬季になると，うつ症状が発症するなど特定の季節に関連して，うつ症状あるいは躁病症状など気分障害が生じるケースがあります。季節性感情障害（Seasonal Affective Disorder；SAD）とも呼ばれます。治療法として，光療法（数キルクスの光を1〜2時間毎日照射する治療法）が用いられることがあります。

その他の気分障害

大うつ病の診断基準を満たさないものの，軽度の気分障害が生じる疾患があります。ここでは，気分変調性障害（Dysthymic Disorder）と気分循環性障害（Cyclothymic Disorder）を取り上げます。

① 気分変調性障害

気分変調性障害とは，うつ病症状の程度が軽いことが特徴的ですが，同時に慢性（2年以上が目安）に経過し，明確な病相を示さないことが多いようです。不全感，興味の喪失，社会的引きこもり，イライラ感，怒りなどが比較的特徴的な症状といえます。小児期，青年期にしばしば発症します。

② 気分循環性障害

気分循環性障害とは2年以上の長期にわたり，軽い躁気分と抑うつ気分が繰り返される疾患です。気分循環障害の3分の1は大うつ病性障害に進行し，また双極性障害に進むこともしばしば認められます。

EPISODE 2

誰かが私に恋をしている

EPISODE 3

不思議な青年

● 統合失調症 ●

EPISODE 2

誰かが私に恋をしている

26歳　良男　大学生

　大学のカウンセリングセンターには様々な若者が訪れます。良男さんとの最初の出会いはその相談室でした。良男さんは今とは別の大学を中退後，しばらくアルバイト生活をした後，23歳で再入学してきた学生でした。年齢のせいもあるのでしょうか，良男さんは他の学生よりも知性的で落ち着いた感じの青年にみえます。良男さんは文科系のあるサークルに所属し，学業成績も上位の方で，とくにこれといった問題もなく3回生まで進級しています。

　その良男さんが，今回，同じサークル仲間のA子さんの件で相談にやってきたのです。相談は「僕はA子さんのことが好きで，A子さんも自分の気持ちが分かっている」といった恋愛問題に関することでした。やれやれ，また，恋愛相談かと多少辟易しながらも，良男さんの大恋愛話に耳を傾けていました。

　しかし，A子さんのことを良男さんが好きであることはよく分かるのですが，相手のA子さんにそれが伝わっているかどうかはどうも判然としません。A子さんの素振り，視線や交わした会話から絶対にそうだと良男さんは主張するのですが……。それに，周囲をしきりに気にしながら話す良男さんの話し振りも少々奇妙だなと感じつつも，青年期によくある恋愛の思い込みかな？　と当初は考えていたのです。そのときの相談はこの1回きりでした。

　その後，偶然A子さんの友人に会う機会があり，それとなく，その件について話を聞くと，良男さんの一方的な思い込みであることが分りました。それから，半年ほど経ち，良男さんが4回生となった春，再び相談室を訪れてきました。

　今度は同じ講義を受けているB子さんのことでした。「B子さんのことが好きなんで

エピソード2 ●誰かが私に恋をしている／エピソード3 ●不思議な青年

す」と，良男さんの言葉は前回と同じようなフレーズです。やれやれ，またかなと心の中で呟いていたのですが……。

　ところが，続いて良男さんは次のように語ったのです。「B子さんも私のことが絶対好きなのですが，周囲の学生たち，彼らはグルになっていると思うんです。B子さんと私が付き合うのを妨害しようとしています。それに，私に関する変な噂も流すんですよ彼らは。私が以前，刑務所に入っていたという噂です。それで，裁判に訴えようかとも考えているのですが……」。

　良男さんの手には，身の潔白を証明するため，自分の経歴について細かく記した手紙が握られていました。私は"事実であれば，問題ですね，少し調べてみましょうか"と伝え，その場は収め，次回の面接を約束しました。

　それから，1カ月ほど経った面接で，良男さんは「昨年10月ごろから私の行動が誰かにモニターされています。それから，私の考えていることが学生皆に知れわたっているんです。携帯も盗聴されていますから怖くて，不安で最近はイライラすることが多いんです」，「国家組織が私のことを監視し始めています。陰の声が私に『死ね死ね』といってきます。きっと，それは，電波を利用して，国家組織が私に発信しているのですよ」とこれまでにみられないほどイライラした様子で良男さんは語ったのでした。この頃の良男さんは，学生仲間とも疎遠となり，下宿で一人引きこもりがちとなっていたようです。

　その後，私は良男さんの家族へ連絡し，彼も同席のもと精神科的治療の必要性を説明することになりました。家族の説得もあり，渋々といった感じではありましたが，良男さんは実家に戻って，地元の病院で治療に専念することになりました。しばらくして，実家の父親から私に連絡があり，良男さんは入院することになったということです。

　半年間の入院ののち，良男さんは復学してきたのですが，当時のことに関してはまだ釈然としない様子がうかがえました。しかし，良男さんは前に比べてわずかながら温和になった感じも見え，その後は，病院で服薬を受けつつ，半年遅れではありましたが，無事卒業となりました。

EPISODE 3 不思議な青年

22歳　澄人　無職（高校中退）

　後に，分かったことなのですが，澄人さんと最初に出合ったのは，どうも私が通勤に利用している電車の中だったようです。その日は少し，遅めの出勤で，朝の9時過ぎでしたが，私はいつものようにつり革に手をやりながら，ぼんやりと車窓を眺めていました。すると，背向かいの方から，なにやらぶつぶつと喋っている大きな声やらア〜といった奇声が聞こえたのです。何かなと思い，視線をそちらに向けますと，そこに立っていたのが澄人さんだったのです。その時の澄人さんは，かなり使い古したジーパン，それから同じくやはりもう履けないと思われるぐらいくたびれたジョギングシューズを履いていました。そう，澄人さんの姿はお世辞にも清潔とはいえない様子だったのです。それから，破れた阪神タイガースの帽子を被っていたのも印象に残っています。澄人さんはにこやかに，誰彼なく話しかけていましたが，周囲の人達は薄気味悪そうに皆敬遠しています。私は聞き耳をたてていたのですが，話の内容も支離滅裂で結局理解できませんでした。

　車中でのこの出来事の印象が冷め切らないうちに，澄人さんとの2度目の出会いがきました。今度は，当時私が勤務していた某病院の精神科入院病棟です。澄人さんは私の入院患者となって現れたのです。

　澄人さんの病歴を同伴していた母親からうかがうと，最初の入院は澄人さんが16歳の時で，高校を中退した直後とのことでした。当時，澄人さんは高校生になってすぐ不登校がはじまり，その後はだらだらとやる気もないといった無気力な状態が続いていたのですが，ある日，些細なことで母親とけんかになり，母親へ暴力を振るい，警察沙汰になったのです。その折，どうも澄人さんの言動が普通と違って奇妙であったため，病院

エピソード2 ●誰かが私に恋をしている／エピソード3 ●不思議な青年

受診を勧められ，某精神病院へ入院することになったのです。そこでの，最初の入院は3カ月ほどだったのですが，その後も入退院を繰り返し，これまで，その病院で6回の入院経験があります。

　退院後の様子を母親などからうかがうと，澄人さんはしばらくの間，デイケア（精神障害者の社会復帰のための施設）に通うのですが，ほどなく中断し，家でぶらぶらしている状態が続くのが常であったようです。以前の担当医やデイケアのスタッフも何とかデイケア通所のために働きかけを行ってきたのですが，全く埒があきません。

　澄人さんは現在母親との2人暮らしなのですが，時々，無断でふらーと外出し，結局は通りをうろついているところを警官に捕まって，保護され自宅に連れ戻されることがたびたびあったそうです。そして，母親が面倒みきれないと音を上げて，入院するのがこれまでの入院パターンでした。

　澄人さんの表情はだらしなく弛緩しており，時折，くすくす笑いがあります。態度や素振りも浅薄で，まるで大きな子どものように見えます。母親によると，約1カ月前から服薬を中止し，その後，幻聴が聞こえ始め，様子や行動がますます奇異になったのだといいます。

　今回の入院では服薬はもちろんのこと，院内の作業訓練などへの参加を積極的に働きかけ，退院後はすぐに自宅に帰るのではなく，中間施設で，寝泊りしつつ，デイケアや作業訓練を充分におこなってもらうよう，医療スタッフと話し合うことになりました。

エピソード2の良男さんは統合失調症の妄想型（Schizophrenia, Paranoid Type）と診断できそうです。また，エピソード3の澄人さんもエピソード2の良男と同じく統合失調症に罹患しています。ただ，病型は異なっていて，澄人さんのケースは解体型（Schizophrenia, Disorganized Type）であると考えられます。

統合失調症

統合失調症については，これまで多くの精神医学者が，その病態に迫り，その治療法を確立しようとそれこそ血の滲む努力を払ってきた歴史があります。残念ながら，その病因は明確とは言い難く，治療法も充分なものとはいえないのが現状です。ここでは，まず統合失調症の歴史から紐解いてみることにしましょう。

概念の変遷

クレペリン（Kraepelin, E.）[1]は当時，別の疾患と考えられていた緊張病，破瓜病および妄想性痴呆を一つの疾患単位としてまとめ，それを早発性痴呆と呼びました。クレペリンはこれらの疾患はともに思春期に発症し，最終的に感情の鈍麻など人格荒廃状態に陥るといった慢性の経過をたどるという共通性を有しているため，それを拠り所に一つの疾患のまとまりと考えたのです。この早発性痴呆は現在の統合失調症の原型といえます。

その後，ブロイラー（Bleuler, E.）[2]は経過よりも症状を重視し，連合弛緩，両価性，自閉，感情の平板化といった基本症状を示す一群をまとめ，それをSchizophrenie（精神分裂病，現在，我が国では精神分裂病に変わって統合失調症という呼び名に改められています）と名付けました。このブロイラーの示した統合失調症はクレペリンのいう早発性痴呆と症状的にはほぼ同じなのですが，クレペ

リンの予後不良（欠陥状態）を重要視する考え方をブロイラーは採用せず，転帰の良し悪しを診断判断に求めませんでした。そのため，ブロイラー流の考え方はクレペリンのそれよりも，統合失調症の概念が広く，結果的に統合失調症と診断する確率が高くなりました。

この出来事が示すように，これまで統合失調症の概念や診断基準は専門医である各精神科医間においても統一されておらず，まちまちであったため，その後の統合失調症研究や治療の発展を妨げる大きな要因の一つとなっていました。

そのような問題を踏まえて，1980年にアメリカの精神医学会は精神疾患の診断基準を明確にしたDSM-Ⅲ[3]を発刊しました。正に機が熟していたのでしょう。DSM-Ⅲは，瞬く間に世界の精神医学会に広がり，精神疾患診断のグローバルスタンダードとなっていきました。そして，現在，統合失調症はDSM-Ⅲを若干改訂したDSM-Ⅳやその診断基準をある程度受け入れた国際疾病分類（ICD-10）[4]に基づく診断が主として行われています。

一方，統合失調症の症状に関して，シュナイダー（Schneider, K.）[5]は考想化声，対話形式の幻聴，自己の行為を批判する幻聴，身体への影響体験，思考奪取，思考の被影響体験，思考伝播，妄想知覚，感情・欲動・意志の分野における外からの作為体験を挙げ，それを一級症状と名付け，統合失調症の特徴的な症状としました（ミニテーマ 作為思考(体験) 参照）。その後，IPSS（WHOの統合失調症の国際予備研究）[6]による大規模な臨床データ研究から，統合失調症に多く認められる症状として，病識の欠如，幻聴，関係念慮，言語性幻聴，関係妄想，疑い深さ，感情の平坦化，直接話しかけてくる幻聴，妄想気分，つかみどころのない陳述，被害妄想，面接に協力しない，自己所属性を失った思考，思考が声になって聞こえる，操られているという妄想が抽出され，これらはDSM-Ⅳの診断基準の一部にも採用されています。

*シュナイダーは一級症状と二級症状に分けています。なお，二級症状とは一級症状以外の形式の幻覚，妄想着想，抑うつと爽快気分，困惑，感情枯渇体験をいいます。

概念と疫学

　統合失調症は思考と知覚の根本からの独特の歪み（認知障害）とその場にそぐわないか，鈍麻した感情（感情障害）を特徴とする精神疾患です。通常，意識や知的能力は障害されず，保たれていると考えられています。

　統合失調症の多くは思春期・青年期に発症しますので，10歳以前あるいは50歳以降に発症することは非常に稀といってよいでしょう。一般人口中における出現頻度は1%弱と報告されていますから，我が国において，100万人程度の人々が統合失調症に罹患していると考えられます。

　病因は未だ不明のままですが，この二つのエピソードから分かるように，ある程度異なったいくつかの疾患が集まって形成されている精神疾患群であると考えられます。

病　　因

　統合失調症の遺伝学的研究から，一卵性双生児で47%，片親が統合失調症の場合は16%，同胞の場合は10%が統合失調症であるといった報告がなされています。この比率は心理環境的要因を排除した養子研究の結果によってもおおきな変化は認められないようです。このように，統合失調症には遺伝的要因がある程度あると考えられますが，現在のところ遺伝生物学的本態を解明するまでには至っていません。一方，生化学的研究からは，脳内ドーパミンを増加させる物質，例えば覚醒剤，を乱用する患者などに幻覚妄想状態がしばしば発現すること，逆にドーパミンを減少させる薬物によって統合失調症の幻覚妄想症状が軽減する事実から，統合失調症の幻覚妄想状態という急性期には脳内ドーパミンが過剰であるとする考え（ドーパミン過剰仮説）が提唱されています[7]。また，神経病理学的研究からは側頭葉内側部発達障害仮説が主張されています[8]。この仮説は統合失調症患者さんの死後脳の解剖所見から側頭葉の形態異常，グリオーシス（gliosis）の所見がないこと，海馬や海馬旁回に発達性障害を示唆する細胞構築の異常が認められることなどから推定されたものです。

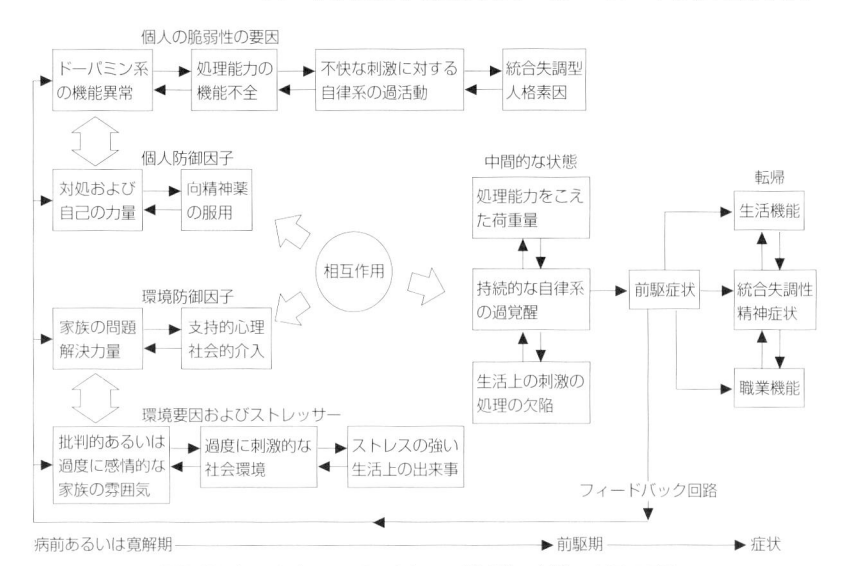

エピソード2●誰かが私に恋をしている／エピソード3●不思議な青年

図2/3-1　リバーマンのストレス・脆弱性・対処・力量モデル
▶このモデルは統合失調症の症状経過について，個人と環境について，それぞれ防御要因と増悪要因に分けて考えるものです。図では，予防や症状軽減のための方法が要領よく示されています。

　一方，心理学的理論では，フェダーン（Federn, P.）[9]は統合失調症の患者さんは自己と対象の区別を峻別することができない心理構造をもっていることが特徴的であると主張しています。また，統合失調症患者家族の研究からは，親や養育者の批判的，攻撃的あるいは過保護的な感情表出（Expressed Emotion；EE）[10]や態度が統合失調症再発の要因となることが知られています。さらに，心理社会的研究からは，少なくとも統合失調症の進展には心理・社会的ストレスが関与しているのは確かなようです。例えば，リバーマン（Libermann, R.）[11]の提唱するストレス・脆弱性・対処・力量モデルの中には，ストレス要因が発症の契機や重症度に影響を及ぼす図式が明瞭に記載されています（図2/3-1）。このリバーマンのモデルは統合失調症の病態や統合的な治療アプローチを理解するためにもよい指針となります。

　なお，クロー（Crow, T.）[12]は統合失調症の2症候群概念（陽性症状と陰性症状）を提唱しています。すなわち，クローは幻覚妄想，思考障害といった陽性症状

表2/3-1　クローの2症候群仮説

	Ⅰ型	Ⅱ型
特徴症状	幻覚，妄想，思考障害（陽性症状）	感情の平板化，思考の貧困，意欲減退（陰性症状）
よく見られる時期	急性期	慢性期
抗精神病薬の反応	良好	不良
転帰	可逆的	不可逆的（？）
知的障害	ない	ときに存在
想定される病理	ドーパミンD2受容体の増加	脳内（側頭葉）の細胞消失と構造変化

主体のⅠ型と感情の平板化，意欲の欠如，会話の貧困といった陰性症状主体のⅡ型に統合失調症を分類し，生物学的に前者はドーパミン過活動を，後者は脳の構造的変化を反映していると推測しています（表2/3-1参照）。

症　状

統合失調症の発病の初期には，頭痛，筋肉痛，体力低下といった身体症状や，不眠，不安，抑うつ気分といった精神の症状が見られることが多いようです。しかし，この時点では統合失調症と診断することは難しく，後に述べる気分障害，不安障害と誤診されることもあります。つまり，統合失調症の初期症状は様々であり，むしろ，これといった特徴がないということが統合失調症の特徴といってもよいかもしれません。

そして，その後，徐々にあるいは突然に統合失調症に中核的な症状である幻覚，妄想，認知障害あるいは陰性症状などが生じることになります（表2/3-2参照）。

表2/3-2　総合失調症の特徴的な症状

(1) 妄想
(2) 幻覚
(3) 解体した会話（例：頻繁な脱線または滅裂）
(4) ひどく解体したまたは緊張病性の行動
(5) 陰性症状（感情の平板化，思考の貧困，または意欲の欠如）

▶ DSM－Ⅳの統合失調症の診断基準より一部抜粋。

① 幻覚と妄想

　妄想とは，病的状態から生じる認知・判断の誤りです。妄想は他者からみれば，ありえない不合理な内容を有しています（妄想の定義はこのようなありえない不合理な思考内容があり，それに対して直観的に誤った確信を持ち，訂正することができない（訂正不能）ことをいいます）。しかし，妄想は統合失調症に限らず，気分障害患者においても認められうるものですから，単に妄想があるから統合失調症であると即断するわけにはいきません。

　統合失調症の妄想かそうでないかの区別として，ヤスパース（Jaspers, K.）[13]は了解不能（第三者である我々にはその起こり方が全く了解できない）が重要であると述べています。すなわち，統合失調症の妄想は了解不能な妄想（一次妄想とも呼びます）であり，気分障害などに見られる妄想は誤った確信ですが，その内容，起こり方が第三者である私達にもある程度了解可能であること（了解可能な二次妄想）で峻別できるとされています。

　また，妄想は成立過程から，妄想気分（突然きっかけもなく起こってくる不気味な予感で具体的には分からず不安も強い状態であり，妄想形成の初期段階といえます），妄想着想（突然浮かんだことが意味を持ち，確信をもって現れてくる状態），妄想知覚（自分の回りの事柄が特別の意味をもって知覚され，強い確信をもっている体験）に分類されます。

　さらに妄想はその内容により，被害妄想群（被害妄想，関係妄想，追跡妄想，被毒妄想，嫉妬妄想，物理的影響妄想，憑依妄想），貧困妄想群（貧困妄想，心気妄想，微小妄想，罪業妄想，虚無妄想，好訴妄想），誇大妄想群（誇大妄想，血統妄想，発明妄想，宗教妄想，恋愛妄想）に分類することもできます。

　統合失調症の妄想は，「誰かが私に意地悪をしている，殺そうとしている」といった被害妄想や「ヤクザに追いかけられている」といった追跡妄想などが主に認められます。とりわけ，被影響体験に基づく妄想は奇異なものとして重要視されます（ミニテーマ 作為思考(体験) 参照）。

　幻覚は実在しないものを誤って知覚することです。幻覚はどのような感覚様式（視覚，聴覚，味覚，嗅覚，触覚）でも起こりえますが，統合失調症で圧倒的

に多いものは聴覚性のもの（幻聴）です。それも，通常は人の声として聞こえるといった言語性幻聴の形式をとります。例えば，「ばか」などと自分を非難する声，自分の行為に干渉したり，命令したりする声が多く認められます。なお，シュナイダーは「話しかけと応答の形の幻聴（複数の声がさらに別の声と会話したり，その人の思考や行動を逐一説明する声）」を統合失調症の特徴的幻覚症状として特に重要視しています。

② 思考障害

統合失調症の患者さんは会話が一つの話題から別の話題にずれたり，脱線したり（連合弛緩），質問の答えが遠回しであったりするといった思考過程の障害が認められます。また，それがひどくなると，会話内容がその場とは全く関係がなかったり，果てには会話がほとんど理解することができない（支離滅裂）ようになります。

③ 陰性症状

陰性症状は陽性症状に対する用語です。陽性症状は派手な症状，生産的症状で，具体的には幻覚，妄想などを指します。一方，陰性症状は正常な精神機能の減少や欠如を示す症状です。感情の平板化や会話の貧困，意欲の欠如などをいいます。

陰性症状のうち，感情の平板化とは動きのない反応性に乏しい表情が特徴的で，視線を合わすことが少なくなり，身振りが減少します。また，空笑（くすくすと笑う），不自然に眉をひそめたり，口を尖らせたりすることもあります。会話の貧困とは文字通り，短く，素っ気無く，内容のない返事として表現されます。このような患者さんは心の中で思考（観念）が減少しているため，それが会話の量の乏しさや流暢さの障害に反映すると考えられています。統合失調

＊知覚：感覚と知覚は意味が異なっています。知覚の異常には錯覚と幻覚があり，前者は「現実に存在する対象を誤って知覚すること」であり，幻覚は「現実に存在しないものを知覚すること」です。

症の患者さんを観察すると，対人関係も素っ気なく，意思疎通が図れない印象（疎通性の障害）が認められます。

意欲の欠如は仕事，趣味や社会活動に参加することに興味を示すことが少なくなることや，また仮に参加しても持続することができないことで明らかとなります。その意味では，この症状を判断するためにはある程度長期の観察が必要であるといえます。

④　行動異常（解体したものあるいは緊張病性のもの）

例えば，だらしない姿，風変わりな服装，公衆の面前での破廉恥な行為などが解体した行動の例として挙げられるでしょう。解体した行動は子どもじみたおろかな行動から予測できない興奮にわたるまで，様々な形で現れます。

一方，緊張病性の行動異常では全く硬直して，そのままの姿勢を保持し続けたり，動かそうとするとそれに反抗したりするといった，極端な行動量の減少（緊張病性昏迷）や逆に，非常に興奮して多動となり，無目的な行動（緊張病性興奮）が現れます。

診　　断

先に述べた症状（幻覚，妄想，思考障害，陰性症状など）が慢性的に認められること（6カ月以上が目安となります）が統合失調症診断の根拠となります（表2/3-2）。その他，不眠，不安，焦燥などの症状も認められることが多いのですが，このような症状には診断的価値は特にありません。無論，症状だけではなく，仕事，対人機能あるいは自己管理能力が低下し，障害されていることも診断の要素として欠かせないものとなっています。

症状評価

統合失調症の評価尺度は多数ありますが，臨床上よく用いられているものは，簡易精神症状評価尺度（Brief Psychiatric Rating Scale；BPRS）[14]，陰性症状評価尺度（Scale For Assessment of Negative Symptoms；SANS）[15]，陽性症状評価尺度

> **ミニテーマ** 作為思考(体験)
>
> 　統合失調症に比較的特徴的とされる奇異な妄想のひとつに作為思考(体験)があります。この作為思考には自我意識の障害が根底にあると考えられています。
> 　ヤスパース(Jaspers, K.)[13]は意識を「現在の瞬間における精神生活の全体を意識」と定義しました。さらに,ヤスパースは心的体験の消失の対比としての意識,主体が対象を意識するという対象意識,主体の自分自身についての意識(自我意識)の三つの意味が意識にはあると述べています。
> 　ヤスパースは自我意識は以下の四つの指標によって評価することができるとしました。すなわち,能動性の意識(自分がしているという意識),限界性の意識(自分が外界と区別されているという意識),単一性の意識(自分が一人であり二人でないという意識),同一性の意識(自分が過去から現在まで同一であるという意識)です。
> 　統合失調症で特徴的に認められる作為思考は,自我意識のうちの能動性の意識に障害があるため生じたものであると考えられています。私達は自と他が区別されているからこそ,他(者)ではなく,自分自身が考えている(能動性)と意識することができます。ですが,この能動性の意識が障害されると,考えが自己なのか,他者に従属しているかが曖昧となります。

(Scale For Assessment of Positive Symptoms:SAPS)[16]および陽性・陰性評価尺度(Positive and Negative Syndrome Scale:PANSS)[17]などです。BPRSは心気的訴え,不安,感情的引きこもり,思考解体など18項目を7段階の重症度評価によって得られるもので,半構造化面接法*によって行われます。SANSはアンドリアーセン(Andreasen, N.)らによって開発されたもので,30項目から構成され,「情動の平板化,情動鈍麻」,「思考の貧困」,「意欲・発動性の欠如」「快感消失・非社交性」,「注意の障害」の5つを評価するものです。SAPSは34項目で,

　*聞き方,手順の多くが前もって決められているものを構造化面接(Structured Interview)と呼びます。半構造化面接(Semi-Structured Interview)とはその基準が緩やかで,自由裁量の部分があるため,半(Semi)という呼び名となっています。

そのため，自己の考えが他に容易に漏れ，伝わる（思考伝播），自己の考えが引き抜かれる（思考奪取）といった思考が生じることになります。一方，他からは自己ではない考えが吹き込まれる（思考吹入）思考が生じえますし，これらと自己の考えの間で考えが衝突する（思考干渉）ことにもなりかねません（図M-2参照）。

このような現象は，単に思考面だけではなく，その人全体にもその影響が及び，体や行動が外部からコントロールされるといった被支配（させられ）体験を生じさせることにもなります。

その意味では，対話性幻聴も同様の機序（自己と他の境界の不鮮明さ）で生じているといってよいでしょう。

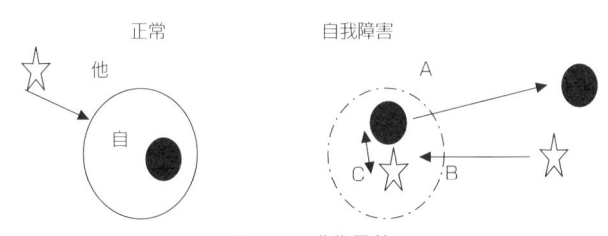

図M-2　作為思考

▶正常では自他の区別が可能ですが，自我障害では自他の区別が不鮮明となり，Aのように思考が外部に向かえば，自己の考えが抜き取られる（思考奪取）や伝わる（思考伝播）体験が生じます。一方，思考が自己方向Bに向かえば，他者から考えが吹き込まれる（思考吹入）が生じます。また，Cのように他者からの考えと残存している自己の考えの競合が生じえます（思考干渉）。

「幻覚」，「妄想」，「奇異な行動」，「陽性の思考形式障害」の4つの下位尺度があります。また，PANSSは7項目の陽性尺度と陰性尺度，および16項目の総合精神病理尺度の全30項目から構成されています。

病　型

一般的に統合失調症は，妄想型，解体型，緊張型の三つに分類されます。

① 妄想型

妄想型は比較的固定した妄想が優勢で，通常幻覚とりわけ幻聴を伴います（幻覚妄想状態）。一方，感情，意欲，思路の障害や緊張病症状はあまり目立ち

ません。

② 解体型

　解体型は感情の変化が特徴的です。幻覚や妄想も存在しますが，それは一時的，断片的であることが多いようです。行動は無責任で予測しがたく，わざとらしい雰囲気があります。感情変化としての気分は浅薄で状況にそぐわず，しばしばクスクス笑いや自己満足的な空笑，しかめ面，悪ふざけ，同じ言葉の繰り返しを伴います。思考は解体しているため，まとまりがありません。ひどくなると支離滅裂となります。解体型の患者さんは孤独を好み，独りでいたがる傾向があります。他の病型に比較して若年期（15〜25歳）に発症する傾向にあります。陰性症状（感情の平板化や意欲の低下）が目立ち，他の病型に比べて，予後不良となりやすいと考えられています。

③　緊張型

　緊張型は顕著な精神運動障害が特徴的です。例えば，緊張病性興奮（外的刺激と無関係に生じる，明らかに無目的な多動），逆に緊張病性昏迷（環境への反応性の著明な低下と自発動作と活動性の減退，奇妙な姿勢保持，蝋屈症，拒絶症）といった行動の減少が認められます。

　治　　療

　慢性に経過し，症状も比較的難治な統合失調症はその症状（機能障害：Impairment）のみならず，日常生活の様々なレベルでの障害（生活障害：disability）が生じたり，対社会的にも支障をきたす事（社会的不利：handicap）が多いため，統合失調症の治療目標は単に症状の改善だけでなく，生活障害や社会的不利の観点からも考えなければならないことを前もって，ここでは強調しておきたいと思います。

① 薬物療法

　薬物療法では抗精神病薬（Major Tranquilizer）の投与が一般的です。抗精神病薬は1952年に開発されたクロールプロマジン（フェノチアジン誘導体）が始まりで，その後，ハロペリドール（Haloperidol，ブチルフェノン誘導体）など多くの抗精神病薬が開発され，統合失調症に対して用いられています。抗精神病薬の主な薬理作用はドーパミン受容体拮抗作用であるため，統合失調症などの幻覚・妄想状態（陽性症状）に対してはかなりよい治療効果が認められているのですが，残念なことに自閉・意欲低下などの陰性症状にはあまり効果がありませんでした。しかし，近年，この陰性症状にもある程度効果が期待される薬物として，非定型抗精神病薬が開発され，注目を集めているところです。

　非定型抗精神病薬とは，従来の一般的抗精神病薬に対してこう呼ばれるもので，従来の抗精神病薬は先に述べたようにドーパミン受容体のうち，D2受容体に拮抗作用（これが抗幻覚妄想作用と考えられています）があるのですが，非定型抗精神病薬はそれだけでなくD1，D4受容体やセロトニン受容体，ノルアドレナリン受容体にも拮抗作用（これらの作用が陰性症状に対して効果的と考えられています）があります。代表的な非定型抗精神病薬にはSDA（Sertonin-Dopamin-Antagonist：SDA：セロトニン・ドーパミン拮抗薬）に属するリスペリドン（Risperidone）やMARTA（MARTA：Multi-activating Target Antipsychotics：多受容体作用物質）であるオランザピン（Olanzapine）があります。

　繰り返しになりますが，統合失調症も含めて精神疾患の病態はまだ充分に解明されていませんから，薬物療法も本質的な治療ではなく，あくまでも対症療法であることに充分留意して行わなければなりません。薬物療法は統合失調症の患者さん各々の標的症状にあわせて，使用するのが一般的です。例えば，急性期で興奮が強い場合や幻覚妄想状態にはフェノチアジン誘導体，ブチルフェノン誘導体，非定型抗精神病薬を，一方，慢性期や自発性低下の場合は非定型抗精神病薬を用いるのが一般的といえます。[18],[19]

　抗精神病薬は長期にわたって服用されることが多いので，副作用には注意が必要です。抗精神病薬の主な副作用には急性ジストニア（acute Dystornia），ア

表2/3-3 抗精神病薬の主な副作用

症状	短期投与	長期投与
錐体外路症状	パーキンソニズム，アカシジア（静座不能）	遅発性ジスキネジア
精神神経症状	眠気，ふらつき，活動不活発	抑うつ状態
自律神経症状	鼻閉，口渇，低血圧	
消化器症状	肝炎，便秘	肝障害，麻痺性イレウス
内分泌症状		乳汁分泌，性欲低下
心，造血器症状	顆粒球減少	心電図異常，不整脈

カシジア（Akathisia），パーキンソニズム（Parkinsonism，筋硬直：筋肉が硬くなること），すり足歩行，前屈姿勢，流涎，振戦（手指，舌などの震え），遅発性ジスキネジア（tardive Dyskinesia）などがあります。また，悪性症候群（高熱，手の震え，嚥下困難，著しい筋肉硬直）と呼ばれる死に至る可能性のある重篤な副作用もあります。一方，非定型抗精神病薬ではめざめ現象（awakening）と呼ばれる，抗精神病薬からの切り替え時における急速な日常生活改善のため，その環境に適応できず混乱が生じることがあります。この場合，自殺を図ることもありますので注意が必要となります。さらに，高血糖による昏睡の例が報告されていますので，このことにも注意を払わなければなりません（表2/3-3参照）。

② 精神療法，心理社会的療法

孤独で，内向的，対人関係が苦手なことが多い統合失調症患者さんへの精神療法的接近には，安心感をもてるような治療関係を構築することがとりわけ重要なことであるといえます。自我が脆弱である統合失調症患者に対して精神療法を行う場合は支持的療法が基本的な適応となります。

統合失調症の治療は長期に及ぶことが多いですので，生活面など現実社会への適応を促す心理社会的療法も欠かすことはできません。

社会技能訓練（Social Skill Training：SST）[20]では，患者さんの問題を解決する認知能力などを高めるために言語的・非言語的行動を訓練するものです。たと

えば，対人関係場面での技能あるいは服薬の自己管理を評価した上で具体的な治療計画を作成します。そして，患者さん自らが日常生活を改善するための適切な目標設定を行うことを援助し，ロールプレイやモデリングなどの技法を繰り返すことで社会適応能力を高めることなどが実践されます。さらに，患者さん自身に疾病やその治療法への理解を促したり，患者さんの家族に対して，接し方などを教えるサイコエデュケーション（Psychoeducation：心理教育）も近年盛んに行われています。

デイケアと呼ばれる中間施設（病院と一般社会との間を橋渡しする施設で，病院等に併設されたりあるいは独自に施設として運営されています）などを利用した社会復帰活動（リハビリテーション）も統合失調症患者さんの治療体系の中で重要な位置を占めます。そこでは，先ほど述べたSSTや作業療法，レクリエーション療法などを通して，患者さんの生活機能面の改善を図ります。また，精神障害者生活訓練施設（日常生活を独立して営むことが困難な人のための援護寮など）や精神障害者授産施設（作業訓練を行う施設）などが現在，整備されつつあります。

経過と予後

臨床経過には精神症状が間断なく継続する持続型や，ある期間に精神症状が出現し，その他の期間はあまり精神症状の目立たないエピソード型などがあります。

予後は完全寛解から不完全寛解あるいは欠陥を生じるなど様々ですが，統合失調症の予後を大まかに言えば，治癒，完全寛解が約3分の1，欠陥状態，充分な治療効果がないものが3分の1，不充分ではあるが症状が軽減し，社会適応も軽度の障害程度に留まっているものが残り3分の1程度であるといえるでしょう。

統合失調症と関連の深いその他の精神障害

① 短期精神病性障害と統合失調症様障害

　短期精神病性障害（Brief Psychotic Disorder）では，気分の変化など激しい情動的混乱や錯乱といった病像を呈することも比較的多いのですが，基本的には短期精神病性障害，そして，統合失調症様障害（Schizophreniform Disorder）の症状はともに統合失調症の症状とほぼ同じであると考えて良いでしょう。この三者の違いは症状の持続期間が異なる点です（図2/3-2）。すなわち，短期精神病性障害は1カ月未満で症状が消失します。なお，短期精神病性障害患者さんの多くは心理社会的ストレス因子の関与によって生じると考えられるため，診断や治療の上でストレスの有無を評価することは有意義なことといえます。

　統合失調症様障害は，図2/3-2のように，慢性の疾患である統合失調症と判断するには時期尚早といえる病態を多く含んでいます。事実，統合失調症様障害のうち，3分の2は後に統合失調症と診断されるようです。このような事情を踏まえて，統合失調症様障害が統合失調症に発展するか否か，すなわち，予後の良否に関する研究が精力的に行われています。現在，予後の良いものの指標として，4週間以内に著明な精神症状が出現すること（急性発現），困惑や錯乱が主な症状であること，病前の社会適応が良好なこと，陰性症状がないことが挙げられています。なお，薬物治療などの効果のため，1カ月未満で統合失調症様障害の症状が改善することは十分あり得ることですので，この場合は診断上短期精神病性障害との鑑別は困難であるといえます。

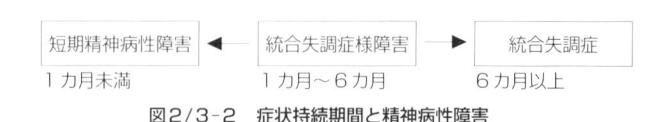

短期精神病性障害	←	統合失調症様障害	→	統合失調症
1カ月未満		1カ月～6カ月		6カ月以上

図2/3-2　症状持続期間と精神病性障害

エピソード2●誰かが私に恋をしている／エピソード3●不思議な青年

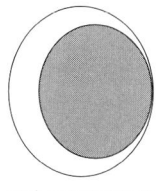

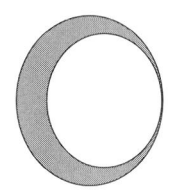

統合失調感情障害　　　精神病性特徴を伴う気分障害
　　　　　　　　　　　　（大うつ病，双極性障害）

注）　○は統合失調症の症状　●は気分障害の症状
図2/3-3　統合失調症症状と気分障害症状の合併

② 統合失調感情障害

　統合失調感情障害は統合失調症の症状と気分障害の症状が同時に存在する病態です。大うつ病など気分障害の中には，統合失調症の症状が出現することがありますが，両者の違いは図2/3-3のように，統合失調感情障害ではより統合失調症の症状が長期間において認められることにあります。例えば，気分障害の症状がないときでも，統合失調症の症状が存在することなどが良い例です。

　一般に，気分障害に精神病性症状が認められる場合はそれが認められない場合と比べて予後が悪いとされますが，この精神病性特徴を伴う気分障害よりも統合失調感情障害はさらに予後が悪いと考えられています。ただし，これらの診断分類はあくまでも操作的な診断基準（DSM-Ⅳ）を基礎にしていますから，この診断が真の病態を必ずしも反映しているとは限りません。これは，DSM-Ⅳの欠点ともいえるもので，とりわけ，精神病症状と気分症状の併存した本疾患や精神病性特徴を伴う気分障害の診断などに関して問題が多いようです。今後は臨床的な知見を積み重ねつつ，さらなる整理が必要であると考えられます。

③ 妄想性障害

　妄想性障害はその名の通り妄想が優勢な症状として認められる疾患です。幻覚はあっても著明でありません。以前はパラノイア（Paranoia）などと呼ばれていました。

　妄想性障害の妄想は現実的な内容が多く，例えば，誰か（多くは著名人）と

> **ミニテーマ** 入院形態

　現在，我が国の精神病床数は約34万床あります。そのうち，半数以上，6割程度の入院患者さんが統合失調症であると推定されています。その意味では，入院治療はその是非はともかく統合失調症の治療の場として重要な一角を占めていることは間違いありません。

　統合失調症入院患者さんに対するかつての不幸な事件なども踏まえて，個人の人権尊重，プライバシー保護も踏まえた法律改正がまだ充分とまではいえませんが，徐々に整備されつつあります。現在，統合失調症をはじめとする精神障害者の入院に際しては精神保健福祉法[21]によって様々な規定が設けられています。この法律では，障害者のノーマライゼーションの理念のもと，精神障害者の対策を明確化し，国や地方公共団体の施策責任や義務を謳っています。さらに，障害者基本法の成立（平成5（1993）年11月）と地域保健法の成立（従来は旧保健所法，平成6（1994）年）の流れをうけて，精神病院等への入院方法は本人自らの要請あるいは他の人の保護の申請（保健所を通じて都道府県知事へ）によってなされます。手続的には以下のような入院形態があります。

(1) 任意入院［本人の同意に基づくものです］
(2) 医療保護入院［保護者の同意と精神保健指定医＊の診察によってなされるものです］
(3) 措置入院［自傷他害の恐れのある場合，指定医2名の診察に基づいて行われます］
(4) 仮入院［精神障害者の疑いがあり，指定医の診察の結果，保護者の同意があれば1週間入院可能とされます］
(5) 応急入院［緊急を要し，保護者の同意を得ることができない場合，指定医の診察に基づいて本人の同意がなくとも72時間に限り入院が可能なもので，病院は応急病床としての要件を備えていなければなりません］

　上記のうち，どのような入院形態をとろうとも，患者さんの基本的な人権を尊重し，配慮するとともに，説明と同意に努めることが必要であることは言うまでもありません。

＊精神保健指定医とは精神科を専門とする医師のことをいいます。

恋愛関係にあるとする恋愛妄想，有名な人，高貴な人あるいは神と特別なつながりをもつとする誇大妄想，配偶者などが不貞をはたらいているとする嫉妬妄想，誰かから迫害を受けているとする被害妄想などが認められます。統合失調症でも，このような妄想は認められないわけではありませんが，非現実的で奇異な妄想（させられ体験など）が統合失調症ではより特徴的であるといえます。

　妄想性障害の患者では，仕事や社会的機能に対する適応水準は統合失調症ほど悪くありません。しかし，恋愛妄想などからストーカー行為に発展したり，被害妄想から訴訟を起こしたり，抗議の手紙などを頻繁に送りつけたり，あるいは誇大妄想のため，ある種の宗教的行動を起こすなど社会上，結婚生活上様々な問題が生じることがあります。妄想性障害の発症は中年から晩年にかけて生じますが，若年者でもありえます。出現頻度は高くなく，0.03％程度と推定されます。

EPISODE 4

車が怖い，そして……

● 不安障害 ●

EPISODE 4

車が怖い，そして……

36歳　加代子　パート主婦

　診察室のドアの音は，様々です。勢いがあって強く叩く音，少し遠慮がちにコツコツと小さく聞こえる音。患者さんの心根が響いてきます。診察に訪れた加代子さんの叩く音は，どうも後者のほうの音色でした。

　加代子さんは，少し小柄で，ショートカットの髪と活発そうなジーンズが良く似合うさっぱりとした感じの女性です。しかし，表情は深刻そうで，きっと，たくさんの悩み事を抱えていることが容易に想像されます。

　加代子さんの悩み事は約半年前からだそうです。加代子さんはサラリーマンで同じ年の夫，小学校2年生と4年生の娘さんとの4人暮らしなのですが，末の娘さんが小学校に入学した2年前から，少し時間的な余裕ができたため，働きに出ることになりました。軽自動車で小荷物を配達するパートの仕事です。

　半年前のその時も，いつものように荷物を積んで車を運転していたのですが，ある交差点に差し掛かる手前の事でした。加代子さんは動悸，冷や汗，何ともいえない胸の不快感，息苦しさが突然，出現したのです。そのため，その時にはもう呼吸もできなくなって，死んでしまうのではないかという恐怖感があったのだそうです。車を急いで停車させたのですが，しばらくは何とも言えない不安な状態が続きました。しかし，加代子さんはそのことをご主人や会社には黙ったままにしておいたのだそうです。夫や会社に迷惑をかけたくなかったためです。

　それから，1カ月ほどして，先ほどと同じような発作が，今度は近所のスーパーマーケットで買い物をしているときに起こりました。動悸，不安感，息ができないといった症状が続き，加代子さんはその場にしゃがみ込んでしまいました。周囲の人たちも心配

エピソード4 ●車が怖い，そして……

そうに見守っています。さすがに，今度は加代子さんも2度目ですから，循環器専門のクリニックを受診し，心電図などの検査を受けることになりました。しかし，検査の結果は全く異常はありませんでした。

その後，加代子さんは「心臓は大丈夫，大丈夫」と念じながら，生活していたのですが，発作の起こる頻度は日増しに増加していきました。今では，また発作が起こるのではないか，そして，この発作が起こると正気を失うのではないかと絶えず考えるようになっています。そのため，車を運転したり，一人で外出することが全くできなくなってしまい，パートの仕事も結局辞めざるを得なくなってしまいました。

さらに，お話を聞いていくと，加代子さんには，このような発作症状の他にも以下のようなことで悩んでいることが明らかになりました。

加代子さんは11年前に結婚し，その後，長女，次女をもうけたのですが，長女を出産した後頃から，いくつかの事柄に悩み続けているとのことです。夫や子供たちの健康についての心配が常に頭から離れないのです。ご主人は7年前に，胃潰瘍を患ったことがあるのですが，それからは，さらにその想いが強くなり，少しでもご主人の体の調子が悪かったり，食事が進まなかったりするとそれが絶えず気になり，不安感に襲われるのです。それに対して，ご主人は「大したことはない，加代子は神経質過ぎる」というのだそうですが，加代子さんの不安は取り払うことができません。時には，不安のあまり，家事も手につかなくなることもあったようです。子どもさんのことも，そうです。ちょっとした体調の変化が気になり，ご主人の時と同じように心配し過ぎて，集中力がなくなったり，よく疲れを訴えたりすることがこれまでにもよくあったといいます。加代子さんは冷静な時には，そのような不安が根拠のないものだと考えることができるのですが，その心配を止めることができないでいるのです。

エピソード4の加代子さんは，広場恐怖を伴う<u>パニック障害（Panic Disorder with Agoraphobia）</u>，そして，<u>全般性不安障害（Generalized Anxiety Disorder）</u>に罹患していると考えられます。

不安障害

不安現象

不安は抑うつ気分とともに，最もポピュラーな精神症状の一つといえます。その理由の一つは，不安そのものが，程度の差こそあれ，抑うつ気分と同様にすべての人々に普遍的に存在する現象といえるからです。不安には二つの要素があります。一つは動悸，発汗のような生理的知覚を意識すること，もう一つは，神経質になり怯えるという意識です。

不安形成メカニズム

私達は常に外界からの様々なストレス的刺激に晒されています。また，私達は一人ひとり様々な欲求を持っていますが，それらが満たされない状態（欲求不満）や，複数の欲求があり，それらの欲求のいずれかを選択する必要があるときは葛藤が心の中で生じます。そして，このような状況下で私達は，外的なストレス現象や心の中で生じる欲求不満や葛藤などにもうまく対応することが求められ続けています。

一般的に，ある体験があまりにも強烈であったり悲惨なものであったりする場合，あるいはその体験が比較的軽い場合でも長期間にわたり持続していれば，たとえ健全な心の持ち主でも病的な不安反応が出現する可能性があります。また，それが取るに足らないもの，あるいは軽度で一過性の体験であったとしても，体験者の心的世界がそれに耐えうる力がなく，脆弱であればやはり病的な

不安反応が生じる可能性が高いといえます。すなわち，不安反応はストレスなど環境的要因とその人の人格要因との兼ね合いで生じると考えることができます。

不安の臨床的な病態に関しては，精神医学の中でも，とりわけ精神分析あるいは力動精神医学分野の人々が特に関心を寄せているところです。

先述したことを精神分析的な心のモデルから言うと，自我は外的なもの，イドからの欲求（〜したい）や超自我からの道徳律（〜すべきである）からのプレッシャーによって，常にそれらの調整を求められていると考えることができます。逆にいえば，私達の心の中には欲求不満，葛藤，ストレス刺激などをうまく処理し，精神的破局を防ぐための意識的，無意識的な心理防御システムが備わっているともいえます。そして，そのような働きは防衛機制（Defense Mechanisms）と呼ばれています[1]。

一般に，不安，緊張あるいは抑うつ症状は欲求不満，葛藤，ストレスの直接的現れであることが多いのですが，欲求不満などを処理する過程において，それを上手に処理できなかったりする場合などにおいて，その妥協の産物として表現されることもしばしば認められます。また，病的不安の実際の表現型は単に感情面での不安症状だけではありません。それは，様々に形を変えて私たちの目の前に現れます。例えば，腹痛などといった疼痛症状（身体化症状），暴力，引きこもり（行動化）などにも内在化された不安が心の中に潜んでいる場合があります（図4-1参照）。

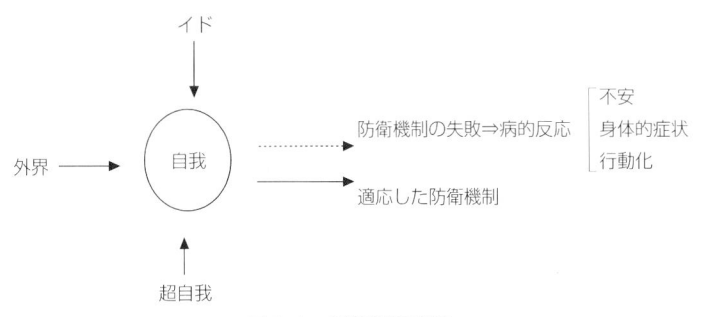

図4-1　防衛機制の概念

防衛機制

　防衛機制には適応的なもの，好ましいものから不適応的なもの，好ましくないものまで様々な水準のものがあります。先程，述べたように基本的には防衛機制は自我による機能であると考えられており，これには無意識的な過程と意識的な過程の両方ともが含まれます。防衛機制をある事象に対する対処能力であるとすれば，防衛機制は人格の中心的役割を担っているともいえるでしょう。したがって，防衛機制は人格理解のためにも大いに役立つものと考えられます（表4-1参照）。以下に，代表的な防衛機制について説明しましょう。

① 抑圧

　抑圧（Repression）とは最も基本的な防衛機制であり，フロイドが，最も強調した機制です。受け入れがたい衝動，観念表象，記憶などを意識から排除し，無意識の中に閉じこめようとする働きです。なお，意識的機制としての抑制（Supression）とは区別されます。

表4-1　防衛機制の機能水準[2]

(1) 高度な適応水準
昇華，抑制，自己主張，愛他主義
(2) 精神的制止（代償形成）水準
置き換え，知性化，感情の隔離，反動形成，抑圧
(3) 軽度の心像歪曲水準（自己や他者への軽度の心像の歪曲）
価値下げ，理想化
(4) 否定の水準（受け入れないものを意識の外に保つ）
否認，合理化
(5) 高度の心像歪曲水準（自己や他者の心像の粗大な歪曲や誤った帰属）
投影性同一視
(6) 行為的水準（行為または引きこもりによって対処するのが特徴）
行動化，引きこもり
(7) 防衛制御不能水準（防衛機能調節の失敗と客観的現実との激しい亀裂）
妄想的投影

　▶この表では，基本的に番号が増すごとに，防衛機能はより病的なものとなります。

② 昇華

　昇華（Sublimation）とは本能的ニードや力の表現を自分が生活している社会環境により受け入れやすい行動様式におきかえることです。敵意や破壊活動の昇華としての激しいスポーツが例としてあげられます。

③ 置き換えと反動形成

　置き換え（Displacement）とは受け入れがたい衝動をある対象に置き換えることで処理をすることです。なお、昇華、転移も置き換えが基本にあります。反動形成（Reaction formation）とは自己の受け入れがたい態度や感情が生じたとき、それとは逆の方向の態度、感情、行動を表現することで、それを障壁として、自らの願望が表出されるのを防ぐものです。例えば、強い性的関心が性に対する激しい蔑視的態度となることなどが挙げられます。また、排泄や排泄行為に対する本来抱いていた誇りと快感が意識的に恥と嫌悪に置き換わる例は最初の反動形成であると考えられています。

④ 否認

　否認（Denial）とは不快な現実を意識レベルでは知覚するが、それを認識しないことです。

⑤ 投影性同一視

　投影同一化（Projective identification）とは自己の悪い部分や内的対象の一部や不快感情を相手に投影して、相手を自分の内部からコントロールしようとすることです。

⑥ 退行

　退行（Regression）とはパーソナリティの発達段階を逆行して、幼児期の興味や体験様式に逆戻りする機制です。他の防衛機制が概して自我の作用であるのに対して、退行は自我が積極的に引き起こすものではないとされます。しつ

けの葛藤をめぐって退行が生じることがその良い例といえます。

⑦　代償，同一化および取り入れ

代償（Compensation）とは，自分が劣等であることを意識するとき，これを何らかの形で補おうとすることです。同一化（視）（Identification）とは，無意識に自己を他者と同一化（他者の諸性質を取り込む）ことによって不安をしずめたり，満足を求めたりする機制です。なお，意識的に他人に似せようとすることを模倣と呼びます。取り入れ（Introjection）とは，人の意見や価値観，理想を自分の中に取り入れようとすることで，同一化に似た機制といえます。

不安と発達段階

力動精神医学の観点からみると，不安現象は意識化できない恐怖であり，その源泉は過去に体験した欲求不満，欲求が充足されないこと，あるいは葛藤と関係があるとみなされます。つまり，今ある不安はある発達の時期に生じた欲求不満等が原因であり（このことをその発達時期に固着しているといいます），それを理解することが力動的精神医学では治療の第一歩であると考えるのです。

この観点からすれば，一見同じようにみえる不安症状であっても，生じた不安の源泉がどの心理発達時期にあるのかを精査することが重要となってきます。不安は心理的発達的側面から，破壊不安，迫害不安，分離不安，抑うつ不安，エディプス不安，超自我不安などに分けることができます（表4-2）。最も初期の不安は破壊不安と呼ばれるもので，自己の存在そのものがこの世から消滅するという根源的な不安に基づくものであると考えられています。迫害不安は他者存在から破壊されるのではないかと恐れる不安をいいます。続いて，他者に迷惑をかけたため愛情を失うのではないかといった不安（抑うつ不安）や愛すべき対象そのものを失ってしまうのではないという不安（分離不安）が2歳から3歳頃に生じます。この不安は心理的に未解決な葛藤等によるものであると考えられています。エディプス不安は母親，父親との三者関係において母親をめぐる葛藤の中で，父親から復讐を受けるのではないかという恐れに基づい

表4-2　不安の発達的分類

	力動的意味	発達時期
破壊不安	根源的な不安であり，自己が破壊される不安	生後～2カ月
迫害不安	他者の迫害により自己が破滅する不安	2カ月～4カ月
分離不安	対象（例えば両親）そのものを失う不安	16カ月～2歳頃
抑うつ不安	対象の愛を失う不安	4カ月～2，3歳頃
エディプス不安	母親を巡る父親からの復讐による不安	3歳～6歳頃
超自我不安	罪の意識，良心の呵責による不安	6歳以降

▶各不安の想定される発達時期には重複がありますが，その原因の一つは，複数の理論から取り上げたことによります。

て生じるとされます。最後の超自我不安とは，良心の呵責，道徳的基準に合致しないのではないかという不安を指しています（表4-2参照）。

疫　学

不安障害の頻度は明確ではありませんが，精神科外来患者さんの20～30％は不安障害であると考えられています。また，健康人を対象にした調査では，2～4％が不安性障害と診断されたという調査があります。不安障害のうち，全般性不安障害については，生涯有病率は5％であるとする調査報告があり，幾分女性に多い傾向が指摘されています。なお，パニック障害は1～3％の有病率で，好発年齢は10歳代から40歳代とされます。

症状と診断

DSM-Ⅳの診断体系によれば，不安障害はさらに幾つかのサブカテゴリーに分けられています。パニック障害（Panic Disorder），恐怖症（Phobia），強迫性障害（Obsessive-Compulsive Disorder；OCD），急性ストレス障害（Acute Stress Disorder），外傷後ストレス障害（Posttraumatic Stress Disorder；PTSD），全般性不安障害（General Anxiety Disorder）などです。

各障害に共通しているものは，表現形こそ違うものの病的な不安症状を呈することです。先に述べたように，病的な不安症状の形成は人格と環境の二つの

要因のバランスの崩れによって生じると考えることができますが，この章では病的不安を形成するにあたって，比較的人格要因側に問題があると考えられるパニック障害，恐怖症，全般性不安障害に限って解説することにします。

① パニック（恐慌性）障害

　パニック障害を示す人は以下に述べるパニック発作が生じるのが特徴です。その結果，もっと発作が起こるのではないかという心配や，パニック発作によってコントロールを失うのではいかという考えが生じます。また，その様な状況を避けたりするなど行動の変化も認められます。

　パニック発作（panic attack）では強い恐怖感や不快を感じる期間が突然出現し，10分以内にその頂点に達します。症状として，動悸，発汗，震え，息苦しさ，窒息感，胸部不快感，嘔気，腹部不快感，めまい，現実消失感，気が狂うのではないかという恐怖，死ぬことに対する恐怖，感覚麻痺，冷感や熱感などが認められます。なお，このパニック発作はある特定の場所や環境には限定されません。

　状況誘発因子から，パニック発作は状況因子が認められない「予期しないパニック発作」，状況のきっかけがある「状況依存性パニック発作」，その中間の「状況準備性パニック発作」に分けることができます。

　また，パニック発作には広場恐怖（Agoraphobia）を伴うことが多いとされます。広場恐怖とは，パニック発作が生じる時に逃げることが困難な場所にいることに対する不安や，その場所からの回避や避けるための努力を行うことです。例えば，家の外で一人でいること，逆に，混雑の中，バス，電車，車の中などで，非常に強い苦痛があったり，そうなることを避けることなどが典型的行動であるといえます。

　パニック発作は実験的に乳酸ソーダの静脈注射や二酸化炭素の吸引で誘発されたり，抗うつ薬や抗不安薬で著明な改善が得られることから，パニック発作は心理的要因だけでなく，何らかの身体的要因や素質が関与する可能性が示唆されています。パニック発作の神経メカニズムとして，脳の橋という部位に存

在する青斑核の関与が推定されています。この青斑核はノルアドレナリン作動系ニューロンであり，その興奮によって不安，恐怖や自律神経系亢進症状を示すことが知られています。

② 特定の恐怖症および社会恐怖

恐怖症はある特定の対象または状況の存在や予期をきっかけに生じた恐怖です。例えば，動物，血液，注射，エレベーターなどに対する恐怖反応が典型なものです。多くは小児期から青年期にかけて発症します。

一方，対人（社会）恐怖では，未知の人，あまりよく知らない比較的少人数の集団の中で他の人に注目される恐怖が中心であり，その結果として不安症状が出現します。そのため社会恐怖の患者さんでは，対人関係の必要な社会的状況をさけることがしばしば観察されます。この障害の多くは10代半ばで発症します。

③ 全般性不安障害

この障害では，多数の出来事または活動についての過剰な不安と予期不安が持続的に生じます。そのため，落ちつきのなさ，疲労しやすさ，易刺激性，緊張，睡眠障害などが現れます。また，自律神経系の過活動により，呼吸促進，多汗，動悸，下痢，便秘，腹痛などの胃腸症状が現れることも多いとされます。

全般性不安障害では，先述したパニック発作（不安発作）が合併することも多く，また，予期不安（不安発作が反復して生じるため，再発を予期して不安が生じる）もあることから，乗り物恐怖，外出恐怖などの恐怖症を伴うことも多いとされます。

評価尺度

自己記入式不安尺度として，MMPI（Minesota Multiphasic Perosnality Inventory，精神医学に関連した臨床検査の章参照），GHQ（General Health Questionnaire，精神医学に関連した臨床検査の章参照）などの他，STAI（State-Trait Anxiety Inventory)[3]やハミルトン不安尺度（Hamilton Anxiety Scale：HAS)[4]があります。

治　療

① 薬物療法

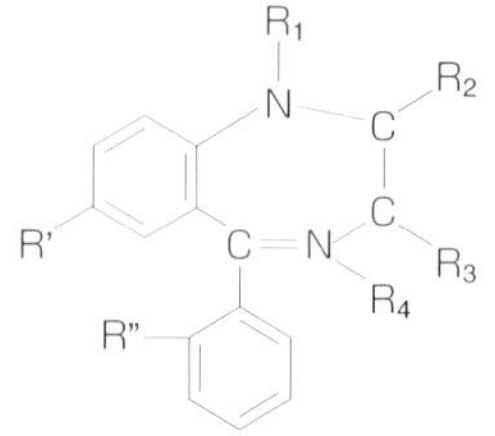

　全般性不安障害の患者さんなどが示す不安症状を改善する薬物が抗不安薬です。薬理学的に，抗不安薬は情動と密接な関連をもつ海馬や扁桃体などの大脳辺縁系や視床に対する選択的な抑制作用を持っており，これによって不安や緊張を取り除かれると考えられています。抗不安薬には不安改善効果以外にも鎮静，催眠効果，筋弛緩，抗けいれん作用があります。抗不安薬の多くはベンゾジアゼピン受容体作動薬です（図4-2）。代表的なベンゾジアゼピン系抗不安薬にはデイアゼパム（Diazepam），ブロマゼパム（Bromazepam），オキサゾラム（Oxazolam），クロキサゾラム（Cloxazolam）があります。また，ベンゾジアゼピン系以外の抗不安薬として，エチゾラム（Etizolam）やトランドスピロン（Trandospirone）などがあり，これらは抗不安効果に加えて抗うつ作用も有しています。抗不安薬は長期連用などにより，耐性，依存，離脱といった副作用が生じるとされます。[5]

　なお，パニック障害や特定の恐怖症に対する薬物療法として，抗不安薬だけでなく，抗うつ薬（イミプラミン，クロルイミプラミンやSSRI）も用いられます。

図4-2　ベンゾジアゼピン核
▶ベンゾジアゼピン系薬物は図のような骨格を基本的にもっています。ベンゾジアゼピン系薬物は脳内のベンゾジアゼピン受容体に作用することで，抑制性神経伝達物質であるGABAを活性化します。

② 精神療法

　不安障害を呈する人は環境要因（ストレスや内的葛藤など）に加えて，人格（いわゆるストレス脆弱性人格）要因にも問題を抱えている場合が多いと考えられていますので，人格を支えたり，再構成するための精神療法は欠かせません。近年，各種不安障害に対する精神療法の効果が実証的に確かめられてきています。以下，疾患別に精神療法的アプローチを述べます。

(1) パニック障害と特定の恐怖症

パニック障害に対する精神療法として，認知的歪みに働きかける認知（行動）療法（ミニテーマ 認知療法と対人関係療法 参照）やリラクゼーション法，バイオフィードバック技法，あるいは呼吸訓練（パニック発作中の過呼吸に対してそれを制御する方法で，例えば口にペーパーバックをあて，ゆっくりと呼吸するなどの対応技術を習得する）などの行動療法（ミニテーマ 行動療法 参照）の有効性が報告されています。

その他，支持的精神療法（元気づけと安心を提供し，患者さんの辛さに共感し，自我を支えること）をメインとする方法や洞察的精神療法（無意識の葛藤を取り扱い不安の源泉を突き止め，それを患者さんに理解してもらうこと（気づき），自我強化のために人格を再構成すること）を主体とするやり方もしばしば行われており，この両者ともパニック障害に対してある程度の効果を認めます。なお，特定の恐怖症の場合は系統的脱感作が有効であることが知られています。

(2) 全般性不安障害

全般性不安障害では，支持的精神療法，洞察的精神療法あるいは認知行動療法が主な精神療法的アプローチであるといえます。全般性不安障害の精神療法では，個々の患者さんに対してどの精神療法を選択するかという適応の問題がとりわけ重要ですから，患者さんの自我の強さ，周囲の環境等の要因を見定める必要があります。また，どのような療法を施行する場合においても共感的な態度で接し，患者さんの不安を減少させるように努めることが大切であることは言うまでもありません。

なお，全般性不安障害に限らず，実際の臨床場面では一般的に精神療法のみを単独で行うことはまれです。また，多くの場合，家族などの対人関係や周囲の環境を調整すること（環境調整），薬物によって不安を軽減させる（薬物療法）といった様々な方法をミックスして治療が行われているのが現状です。

EPISODE 5

どうしても止められない

● 強迫性障害 ●

EPISODE 5

どうしても止められない

17歳　裕輔　高校2年生

『無くて七癖』。人には色々な癖があるものです。
　しかし，母親と一緒に相談にやって来た裕輔君の場合は少々深刻でした。彼は少し痩せ気味の背の高い高校生で，長髪で青白い顔色をしていました。

　母親は言います。「最近，裕輔の様子がおかしいのです。何もかもが汚いといって，長い間手を洗い続けているんです。いつも裕輔には，清潔にしなさいと言ってはいるのですが，それにしても手を洗う時間が異常に長いので困っています。朝，30分以上は手を洗っていますので，学校へいく時間にも間に合わないことが多いんです。学校からも，裕輔が最近遅刻が多くて困っていると担任の先生からの連絡もありましてね。それで，何か精神的な病気じゃないかと思って連れてきたのです」。

　母親の訴えを受けて，"裕輔くんですね。そこのところ，どうなんだろうね？"と彼に水を向けると，裕輔くんは，
　「周り中が汚いもので溢れているんですよ。手を長いこと洗うのもそのためです。ドアのノブも汚くて，直には触れることはできません。お風呂にも，2時間ぐらい入ってごしごし洗わないと何だか不潔な感じがして，心配で，心配で……。どうしても，自分が不潔ではないかと気になって仕方がないんです。こんなことは普通じゃないことは分っていますし，そんなことばかり考えてもしょうがないと思って，一生懸命，そんな考

えは消そうと努力しているのですが……」と苦しそうに今の状態について話してくれました。

"うーん。それは，大変だね。裕輔君は周囲が不潔だらけに感じて，辛いんだね"と共感すると，

「それ以外にも，実は悩んでいることがあるんです。さっき，お母さんが学校に遅刻するといったけど，それは手洗いに時間がかかるだけじゃないんです。学校の途中に，ある大きな公園があるんですけど，その公園の周囲はたくさんの柵で囲まれているんですが，その柵の数をいつも数えないと気がすまなくなるんです。柵の数が変わるはずはないんですけどね。きっちり，254本あるんです，その柵は……。」

"そう……254本ですか。でも，もし，その本数を間違えたらどうするだろうね？"と尋ねると，間髪いれず，裕輔くんは「どうしても数が合わなかったら，……また，最初からやり直しですよ」と語りました。

このような裕輔君の確認癖や手洗いはどうも約3カ月前から徐々に生じてきたとのことですから，裕輔君が高校2年生の12月に発症したと考えられます。ちょうどその頃，学校から初めて大学進学など個別の進路指導があったようです。母親によれば，裕輔君の成績はずば抜けて良いとまではいきませんが，優秀な方だそうです。一人っ子である裕輔君は両親の期待を一身に受け，将来を期待されているようです。どうもこのことが引き金になったといえるようです。

なお，子どもの頃の裕輔くんについて，母親に尋ねると，一人っ子であるからといって甘やかすことはせず，生活面では特に厳しく育てたということです。特に，トイレットトレーニングではすぐにオムツが外れたと母親は私に自慢そうに話してくれました。

その後，裕輔くんには薬物投与を中心に，行動療法を加味した治療法を行いました。治療開始から1～2カ月の間は，正直いって症状の改善は充分と言えないものでしたが，その後は徐々に症状が軽減していき，例えば，手洗いの時間も今では5分程度に短縮しています。

裕輔君は強迫性障害（Obsessive-Compulsive Disorder）に罹患していると考えることができます。

● 強迫性障害 ●

強　迫　性

強迫には二つの要素があります。すなわち，強迫観念（Obsession）と強迫行為（Compulsion）です。強迫観念とは反復的で侵入的な考え，感情，イメージのことですが，この観念はその人にとって，不適切で困ったこととして認識される（自我異和性）ため，強い不安や苦痛をもたらします。一方，強迫行為は意識的な反復行動や反復思考のことをいいます。強迫行為は強迫観念が直接表現されたものである場合もありますが，多くは強迫観念によってもたらされた不安を中和し，防衛する働きとして強迫行為は現れます[1]。

成　　因

① 精神分析的研究

フロイドは「ネズミ男」や「オオカミ男」の事例から，強迫性障害では，肛門期への固着があり，そこでのイドの衝動がその充足のために隔離，打ち消し，反動形成といった機制を用いて防衛されているために強迫症状が出現すると考えました[2]。一方，サリバン（Sullivan, H.）は対人関係論の立場から，フロイドのいう衝動の充足ではなく，小児期などの安全保障感のために強迫症状が現れるとしました[3]。その後，サルツマン（Salzman, L.）は現代に最もよくみられるパーソナリティは強迫パーソナリティであるとし，尊大な自己像とコントロール性を強迫性障害者の特徴として挙げています[4]。さらに，彼は強迫行動パターンの程度がその事象によってその人の生活にどの程度影響を与えているかどう

エピソード5 ●どうしても止められない

ミニテーマ 強迫関連障害スペクトル

　強迫性障害の患者さんを観察すると，表現は異なりますが，同じ行為の繰り返しである点では共通しているといえます。そのように考えると，他の疾病にもこのような症状を結構見出すことができます。サルツマンは力動的観点から健康人から強迫性障害に至る強迫スペクトルを考えましたが，その後，生物学的研究の進展に伴い，ホランダー（Hollander, E.）[5]は強迫関連障害スペクトル（Obsessive-Compulsive Related Disorder Spectrum；OCRDS）という概念を提出し，それらには共通した病態生理があると想定しました。ホランダーは強迫の表現型を危機の探索と回避，思考（強迫観念）と行動（強迫行為），疑惑と妄想的確信の三つの軸から整理し，図M-3のような疾患が，OCRDSに該当するとしています。
　このような捉え方は強迫性を基礎にしたある連続性を仮定しているものですが，今後の研究がまたれるところです。

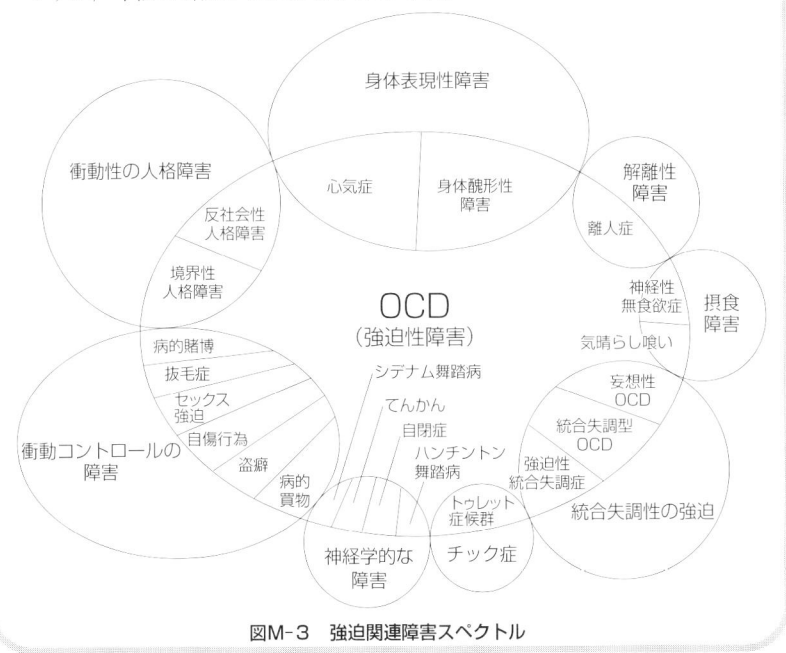

図M-3　強迫関連障害スペクトル

かで決定されるとし，正常範囲の強迫性から強迫性障害に至るまでの連続性を仮定しています（ミニテーマ 強迫関連障害スペクトル 参照）。

② 行動学的要因

行動理論では，恐怖や不安は比較的中立的な刺激が不安を惹起させる出来事と組み合わされること，すなわち，条件付けによって生じると考えます。そして，強迫行為は強迫観念によって生じた不安を減少させるための回避行動とみます。すなわち，行動理論では強迫行為は条件付けられた刺激による反応であるとみなされるのです。

③ 生物学的知見

強迫性障害は近年，生物学的検討が随分と進んだ疾患の一つです。二卵性双生児よりも，一卵性双生児において強迫性障害の一致率（6％と73％）が高いという臨床遺伝学的研究結果や患者家族にトゥレット症候群＊（Tourette's Syndrome）[6]が多く認められることから強迫性障害の遺伝的素因について，現在検討されているところです。また，CT，MRI あるいは SPECT といった最新の脳画像技術から前頭葉―皮質下にある回路，皮質―線状体―視床回路の機能異常や尾状核の萎縮が強迫性障害患者さんで示唆されていることから強迫性障害にはセロトニンの調節障害があると考えられています[6]。

疫学，経過と予後

強迫性障害は以前，比較的稀な疾患と考えられていましたが，現在，生涯有病率は 2 ～ 3 ％程度であると推定されています。平均発症年齢は20歳ですが，全体の約 3 分の 2 は25歳以前に発症します。思春期では幾分男性に多い傾向が

＊トゥレット症候群とは小児期から青年期にかけて発症する重症のチック症状（不随意で，急速，反復性な行動）を呈するもので，運動チック（まばたき，肩すくめなど）や音声チック（汚言，爆発的な音）などが認められます。病因として中枢神経系の異常が示唆されています。

ありますが，全体的にみると性差は認められません。半数以上は突然発症しますが，一般的にストレス的出来事の後に生じることが多いとされます。強迫性障害の予後に関する研究では20～30％が著明改善，50％前後は中程度改善，残りは不変あるいは悪化するといった報告がなされています。

症状と診断

臨床的に最も多い強迫症状は汚染に関することです。結果として，それは手洗いや汚染された対象に対する回避行動として現れます。裕輔君のように手を長時間洗うこと（洗浄強迫）などが典型的な症状です。2番目に多い症状は疑惑に関することで，鍵を閉め忘れていないかどうか何度も確認することや，火

表5-1　強迫性障害の診断基準

A. 強迫観念（以下を満たすもの）
 (1) 反復的，持続的な思考，衝動，または心像で，侵入的で不適切なものとして体験され，この障害の期間中に強い不安や苦痛を引き起こすことがある。
 (2) その思考，衝動または心像は，単に現実生活の問題についての過剰な心配ではない。
 (3) 患者は，この思考，衝動，または心像を無視したり抑制したり，または何か他の思考または行為によって中和しようと試みる。
 (4) 患者は，その強迫的な思考，衝動または心像が（思考吹入の場合のように外部から強制されたものではなく）自分自身の心の産物であると認識している。
B. 強迫行為（以下を満たすもの）
 (1) 反復的行動（例：手を洗うこと，順番に並べること，点検をすること）または心の中の行為（例：祈ること，数を数えること，声を出さずに言葉を繰り返すこと）であり，患者は強迫観念に反応して，または厳密に適用しなくてはならない規則に従って，それを行うよう駆り立てられていると感じている。
 (2) その行動や心の中の行為は，苦痛を予防したり，緩和したりまたは何か恐ろしい出来事や状況を避けることを目的としている。しかし，この行動や心の中の行為は，それによって中和したり予防したりしようとした物とは現実的関連を持っていないし，または明らかに過剰である。

　上記のAかBを満たすこと
C. この障害の経過のある時点で，患者は，その強迫観念または強迫行為が過剰である，または不合理であると認識したことがある。
D. 強迫観念または強迫行為は，強い苦痛を生じ，時間を浪費させ（1日1時間以上かかる），または患者の正常な毎日の生活習慣，職業（または学業）機能，または日常の社会的活動，他者との人間関係を著明に障害している。

▶ DSM-IVの診断基準を若干改変しました。

の消し忘れなどの確認などがその典型です。次に多いものは強迫観念症状のみの場合で，その多くは性的あるいは攻撃的内容が多いとされます。考えたくなくてもついつい女性の性器などについて，いつも想像してしまうといったケースが該当します。さらに，対称性や性格に関する欲求症状では，その欲求のために時間を費やすことが症状として認められます。一般的に，強迫性障害の患者さんはこのような強迫症状の不合理性を認識していますが，不合理であると認識しない（自我親和性）ケースもないわけではありません。

いずれにしても，このような強迫症状のために，その人が時間を浪費したり，通常の社会活動，対人関係あるいは学業，仕事などが損なわれることになれば強迫性障害と診断することができるでしょう（表5-1）。

評価尺度

YBOCS（Yale-Brown Obsessive-Compulsive Scale）[7]が強迫性障害の症状評価に用いられます。また，自記入式のものとして，30項目のMOCI（Maudsley Obsessive-Compulsive Inventory）[8]（表5-2参照）や69項目で構成されているLOI（Leyton Obsessional Inventory）[9]がよく使用されます。

治療

① 薬物療法

強迫性障害にはセロトニン調整障害が想定されていますが，事実，セロトニンを増加させる抗うつ薬であるイミプラミンやSSRIが強迫性障害に有効であることが知られています。また，抗不安薬もよく使用される薬物です。

② 行動療法

強迫性障害に対する具体的な治療技法として，精神分析的治療あるいは洞察を主とする精神療法を用いても充分な効果は得られないようです。一般的に，行動療法が適応となるケースが多いとされます。なかでも，行動療法のうちで，反応妨害法とエキスポージャー法がよく用いられています[10]。とくに，不安や強

表5-2　MOCI 邦訳版

「はい」か「いいえ」で答えてください。質問の意味を深く考えたりせずに，思った通りに素直に答えてください。

1　不潔だと思うので，公衆電話は使わないようにしています。
2　いやな考えに取りつかれて，それからなかなか離れられません。
3　私は，人一倍正直であろうと心がけています。
4　何事も時間通りにできないためだと思いますがよく遅れてしまいます。
5　動物に触れるのがあまり汚いとは，思いません。
6　ガスの元栓や，水道の蛇口，ドアの鍵などを閉めたかどうか何度も確認しないと気がすみません。
7　私は，非常に融通のきかない人です。
8　毎日のようにいやな考えが意思に反してわき上がってきて困っています。
9　偶然，誰かとぶつかるかどうかと過剰な心配をすることはありません。
10　日常の何でもないことをしていても，これでいいのかとひどく疑問に思ってしまいます。
11　私は子供の頃に，両親はどちらも特に厳しくはありませんでした。
12　何度も繰り返してやり直さないと気がすまないので仕事が遅れることがあります。
13　石鹸は普通の量しか使いません。
14　私には不吉な数字があります。
15　手紙を出す前に，何度も相手の住所や名前を確認することはありません。
16　朝の身支度にそれほど時間はかかりません。
17　私はそれほど潔癖性ではありません。
18　細かいことまで，あれこれ考えすぎて困っています。
19　手入れのいきとどいたトイレなら何のためらいもなく使うことができます。
20　いま困っていることは何度も確かめないと気がすまないことです。
21　バイ菌や病気などのことは特に気になりません。
22　私は何度も確かめる方ではありません。
23　日常生活をどのように行うかを厳密に決めてはいません。
24　お金に触れると手が汚くなるとは思いません。
25　普通の時に，数を確認しながらすることはありません。
26　朝の洗面に時間がかかります。
27　多量に消毒剤を使うことはありません。
28　何度も確かめるので，毎日ひどく時間がかかってしまいます。
29　帰宅後，服をかたづけるのにあまり時間はかかりません。
30　いくら慎重に行ったところで，うまくいかないと思うことがあります。

強迫観念が生じる状況に長時間晒させ，強迫行為をしないようにさせ，それを不安が下がるまで行うといった上記の二つの方法の組み合わせ（暴露反応妨害法）が最も治療成績がよいとされます（ミニテーマ 行動療法 参照）。

> **ミニテーマ** 行動療法

　行動療法では基本的に心を不明確で実証できないもの，暗箱（Black Box）と捉えます。その代りに，出来事や刺激とそれに対する行動や反応といった比較的目に見える事象をその判断の拠り所とします。また，病的症状は学習された不適応行動であり，それを修正させることによって改善すると考えます。パブロフの犬として有名な古典的な条件付け，スキナー（Skinner, B.）のオペラント条件付け[12]，あるいはバンデューラ（Bandura, A.）の社会的学習理論[13]，その後の認知側面を注目した認知行動理論などが行動療法の基本となります。古典的条件付けから発展した新行動 S-R 仲介理論の代表的な治療法がウォルピ（Wolp, J.）[14]の系統的脱感作法です。系統的脱感作とは不安反応が条件付けられている刺激状況下において不安反応に拮抗できる反応が生じるとき，不安反応は拮抗反応により逆制止されて（逆制止理論，ウォルピ），刺激状況下への不安反応は軽減されると仮定します。具体的には，不安刺激状況の階層（ヒエラルキー）をまず作成し，また不安反応に拮抗させる反応として，筋肉弛緩訓練などを行い，弱い不安階層から順に，数秒間想像してもらうことで，不安反応が生じなくなれば，順次階層を上げることで不安を治療していく方法です。また，不安刺激状況に長時間直面することで，不安が低下するという考えに基づいて行われるエキスポージャー法も用いられています。一方，応用行動分析理論は，オペラント条件付けを基礎とします。強化，消去，罰，刺激統制といった概念で行動を捉え，生起現象の増加や減少といった確率論的見方を応用行動分析では採用しています。オペラント技法には，正の強化子を与えることで，生起頻度を高めたり，逆に，負の強化子を与え，低めたりすることが基本です。例えば，トークンエコノミー（お金や物を与えることで，正の強化子とする）が良い例でしょう。　社会的学習理論では，モデリングやセルフモニタリングが行われます。モデリングとは治療者，あるいは他者の行動を観察し，模倣することで改善させようとするものです。セルフモニタリングとは自分の行動の観察，記録，評価を例えば記録することで，改善させるものです。
　なお，認知行動療法理論では，認知療法と重なる部分が多い（むしろ，ベックの認知療法といってよいと思います）ため，**ミニテーマ**認知療法の項を参照してください。

EPISODE 6

悪夢が蘇る

● 外傷後ストレス障害 ●

EPISODE 6

悪夢が蘇る

32歳　真理恵　専業主婦

　ご主人に付き添われて，入室してきた真理恵さんは，表情も暗く，生気がありません。ご主人は真理恵さんの悩んでいる姿を心配して，何とかこの悩みについて2人で一緒になって考えようとこれまで何度も話し合おうとしたのですが，「私の苦しみは誰にも分からない」と真理恵さんは頑なに拒み続けていたそうです。それでは，誰か専門のカウンセラーに相談したらどうだろうかと再三にわたり説得してみたのですが，埒(らち)があきません。しかし，今回は真理恵さんの様子がさらに酷くなっていくのを見かねたご主人が強引にこのクリニックまで連れてきたとのことでした。

　真理恵さんは大手の銀行に勤める夫と5歳になる息子と3人暮らしでした。夫はやさしく，働き者で，一人息子の健太君も，素直で明るく元気のよい子です。そんなわけで，真理恵さんは近所の人達が羨むほどの幸福な毎日を送っていたとのことです。そう，あの日までは……。

　その日，真理恵さんは健太君を連れて，いつものように，近くのスーパーマーケットまで買い物に出かけたのです。そこで，衝撃的な出来事が真理恵さんと健太君を襲いました。

　このスーパーマーケットは幹線道路に面しているのですが，真理恵さんと健太君はその道路を横断するために信号待ちをしていたのです。そのとき，道路を走行する大型トラックが猛然と真理恵さんと健太君の方に向かって来るではありませんか（後に，この運転手は徹夜走行の過労のためか居眠りしていたことが判明しました）。慌てて運転手も急ブレーキをかけたそうですが，時はすでに遅く，……。幸い，真理恵さんはごく浅い傷で済んだのですが，健太君は大変不幸なことに，その衝突で，轢死してしまいまし

た。

　その様子を目撃した人からは，事故の周囲は血に溢れ，健太君の体はバラバラに引き裂かれ，まるで地獄絵のようであったといいます。そして，そこには真理恵さんが呆然と立ちすくんでいたとのことです。

　真理恵さんの悲しみは想像を絶するものがあります。この悲しい悲しい体験の直後から，真理恵さんは不眠や抑うつ気分が生じてきたそうです。しかし，それでも何とか真理恵さんは，幼稚園のお別れ会，葬式などをこなすことができたようです。

　しかし，そのような不幸な出来事から，2カ月も過ぎた頃です。ようやく，真理恵さんも若干の落ち着きを取り戻し，日々の生活が戻ってきそうな予感がする矢先，ご主人は夜な夜な"助けてー。助けてー"と大声で叫ぶ真理恵さんに気付き，心配になってきたのです。このような経緯から，私のクリニックを訪れることになったのです。

　少し，落ち着いたように見えた真理恵さんに私はできるだけ穏やかな口調で，その事について尋ねてみました。

　答えはこうです。

　真理恵さんは，何度も何度も同じ夢を見るのだといいます。そうです，息子さんが交通事故でなくなったあの悲惨な光景です。「先生，それは，まるで現実と見間違うほど生き生きとした恐ろしい夢なんです……」。

　日常生活でも，真理恵さんはそのことが頭から離れないようで，ボーとしていることが多いとご主人は付け加えてくれました。それから，ご主人は，「真理恵と一緒に横断歩道を横切ろうとしたことがあったんですが，真理恵は，急にしゃがみ込み，耳を塞ぎ，ブルブル震えていたことがありました。今，思うと，あの交通事故があった場所とは違うんですけれど，風景がよく似ていましたね。それ以来，真理恵はその場所へは絶対に行こうとはしません」といったエピソードも語ってくれました。

　今の真理恵さんは夜，なかなか眠れなかったり，頭痛などの症状もあります。そして，生活の様子も少し変わりました。表情も暗くなり，ちょっとのことで，イライラしたりするそうです。友人との付き合いも遠ざけ，「私にはもう将来はない」と悲嘆に暮れる毎日だそうです。

真理絵さんは外傷後ストレス障害（Posttraumatic Stress Disorder；PTSD）であると考えられます。

外傷後ストレス障害（PTSD）

　一般に，心身に不快をもたらす外的な要因をストレッサー（Stressor）と呼びますが，そのストレッサーのうち，それが非常に強烈なため心的衝撃が生じるような場合をとくに，トラウマ（心的外傷）と呼びます。我が国で，このトラウマが俄然注目され始めたのは地下鉄サリン事件，雲仙普賢岳の噴火，阪神・淡路大震災などの出来事以降のことと思われます。そして，それらを契機に，我が国でも震災，事故，犯罪などで生き残った人々（サーヴァイヴァー：Survivor）の精神症状が注目されていきました。

PTSDの歴史

　PTSDに類似した現象は以前から存在しました。このPTSD概念の基礎となる疾患の歴史は，戦争体験の歴史と言っても過言ではないでしょう。19世紀の南北戦争中の兵士に認められた自律神経系の心臓症状をダコスタ（DaCosta, J.）は「軍人の心臓」と名付けました[1]。動悸，胸痛，息切れ，悪夢，睡眠障害が主な症状です。その後，第一次世界大戦では，兵士などに砲弾ショック（シェル）と呼ばれる症状（外傷を与えた事件に対する憎悪，その否認と沈黙，神から見捨てられたという思い）が認められ，戦争神経症と呼ばれました。第二次世界大戦でも同じように戦闘体験者の中に，自責の念，抑うつ，集中困難，不眠，悪夢と驚愕反応，動悸，頭痛などの症状を認め，さらに，それらの人々は長年にわたり，そのような症状に悩まされ続け，社会適応も充分でない事実も確認されました。そして，1970年代のベトナム戦争帰還兵に認められる同様の精神的症状の研究から次第にPTSDの概念が確立されていき，PTSDは1980年に発刊された[2]

DSM-Ⅲに新しい精神疾患として登場したのです。

　ここ十数年，家庭内暴力，とりわけ性的虐待などを受けた子どもたちとPTSDの発症の関連性がクローズアップされています。これらの多くは性的虐待といったトラウマ体験と症状発現にかなりの年月（十数年以上）が経過しているのですが，PTSDに特徴的な症状を示す場合が数多く報告されています[3]。そのため，訴訟社会である米国を中心にして世界各国で虐待を受けた子どもたちが，その両親を訴えるといった裁判が頻繁に生じることになりました。ただ，元々，記憶は移ろいやすいものですから，治療等で蘇ったトラウマ記憶が果たして真実かどうかという論争（偽記憶症候群）が別の意味で現在クローズアップされているところです。

　疫　　学

　米国における大規模調査では，PTSDの生涯有病率は男性で5％，女性で10％とされます。また，危険性の高い人たち，例えば，戦争経験者，震災経験者などでは3～58％の人が発症するという報告もあります。

　トラウマ体験の定義

　トラウマ体験は，実際にあるいは危うく死ぬまたは重症を負うような出来事を体験するか目撃したりすることで，その人に強い恐怖や無力感などが生じるようなものと定義されています。一般的には，自然災害，暴力，交通事故，ビル火災などの重大な事故，（戦闘体験）ですが，女性の場合は強姦が最も多いとされます。ただ，このような体験を経験してもすべての人がPTSDになるわけではないことは留意しておく必要があるでしょう。

　症　　状

　PTSDの発症はトラウマ体験後からの場合もありますし，しばらくの潜伏期をおいた後に症状が出現することもあります。PTSDの主な症状は侵入症状，麻痺症状，過覚醒症状にまとめることができます。

① 侵入症状

　侵入症状とはトラウマ体験が本人の意思とは関係なく蘇ることをいいます。例えば、トラウマ体験を日常的に思い出したり、夢の中で再体験したり、あるいはあたかもトラウマが今起こっているように感じたり、行動したりすること（フラッシュバック）が生じます。そのため、トラウマ体験を思い起こすようなこと、例えば、トラウマ体験に関連した内容の会話や人物などを避けるといった回避行動がとられたりします。また、逆にその体験の健忘が生じることもあります。

② 麻痺症状

　PTSDでは、他の人から孤立したり、重要な活動への関心を失い、社会的参加を避けるなど意欲低下をきたすことがあります。このような対人関係の変化のため、援助への拒絶が生じることも少なくありません。また、抑うつ、罪責感、怒りなどが慢性化したり、気分変動も激しくなります。さらに愛の感情がもてないといった感情範囲の狭まりや、未来に何もないといった感覚など全般的な反応性も低下します。これらの症状は、自分だけが生き残ったという感情（生存者の罪悪感：Survivor's Guilt）などによるものとされます。

③ 過覚醒症状

　入眠困難、易刺激性や怒りの爆発、集中困難、過度の警戒心など持続的な覚醒亢進状態などが生じます。身体症状として、動悸、呼吸困難、ふるえなども見られます。

　評価尺度

　改訂出来事インパクト尺度（Impact of Event Scale-Revised, IES-R）が最も頻繁に用いられている評価尺度です。これは、ワイス（Weiss, D.）[4]が作成したもので、侵入症状、回避症状、覚醒亢進症状の3症状、22項目から構成されています。5件法により、評価され、そのカットオフポイントは24/25が推奨され

ています。また，トラウマ体験の内容を知るための出来事チェックリストも東京都精神医学総合研究所によって作成されています。

治　療

①　早期介入

トラウマ体験直後の早期の段階における心理社会的介入法として，注目されているものに心理的デブリーフィング（Psychological Debriefing）があります。これは災害や事件直後に行われるグループミーティングです。ファシリテイターにより，出来事の間に体験したことを話し合い，感情の表出を促し，認知的処理を行うものです。ミッチェル（Mitechell, J.）は非常事態ストレスデブリーフィングとして7段階からなる技法を提唱しています。しかし，実証的研究からはその効果については疑問視される報告もあります。

②　薬物療法

PTSD症状に応じて薬物は使い分けなければなりませんが，第一選択薬はSSRIです。効果発現までには2～4週間程度かかりますが，SSRIは再体験症状，回避，麻痺症状などPTSD全般の症状に有効であることが報告されています。また，不安，焦燥には抗不安薬が有効とされます。過覚醒症状には抗ノルアドレナリン作動薬であるクロニジン，プロプラノロールが有効であるとされます。

③　精神療法

現在，認知行動療法，力動的精神療法，集団療法，催眠療法，EMDR（Eye Movement Desensitization and Reprocessing：眼球運動による脱感作と再処理法）など様々な治療法が試されています。

PTSDの精神療法的アプローチの課題はトラウマ記憶をどのように扱うかという点です。積極的にトラウマ体験を扱ったほうがよいとする臨床的データが多いようです。しかし，トラウマ記憶を扱うことはそれが再活性する場合に生

じる危険性を常に考えておかねばなりません。したがって，患者さんの生活状況が安定しないままにトラウマを扱うことは避けねばなりません。そのため，トラウマ記憶をうまく処理すれば，症状が軽減されることを前もって告げ，患者さんに安心をもたらすことがよいとされます。

　支持的アプローチ，教育および対処行動を学ぶことも効果的であるとされます。具体的な治療法としては，認知行動療法がよい治療成績を挙げています。認知行動療法では，トラウマ記憶に対してイメージ暴露や具体的暴露を行って，まず安全であることを確認したうえで感情のコントロールを得ることを促します。また，力動的精神療法も，トラウマ体験に対する洞察を得る意味では重要な技法といえます。

急性ストレス障害（ASD）

　PTSD に類似の疾患に急性ストレス障害（Acute Stress Disorder；ASD）があります。ASD と診断するためには PTSD と同様に，トラウマ体験があることが必要です。ASD の特徴的な症状は感情が麻痺したような感覚，周囲に対する注意力が低下し，ぼーとした感じ，現実感消失，離人症，解離性健忘といった解離症状です。その他の症状としては PTSD とほぼ同じように，侵入症状，麻痺症状，過覚醒症状が認められます。ASD はトラウマ体験後，4週間以内に発症し，さらに，その持続期間は4週間以内と定義されています。そのため，4週間以上，症状が持続するようであれば，PTSD を疑わなければなりません。

　なお，ASD と PTSD を区別する理由は，ASD は自然回復の可能性が高いからであると考えられています（図6-1）。

経過と予後

　トラウマ後，発症までは1週から30年を経過するといわれています。症状は，

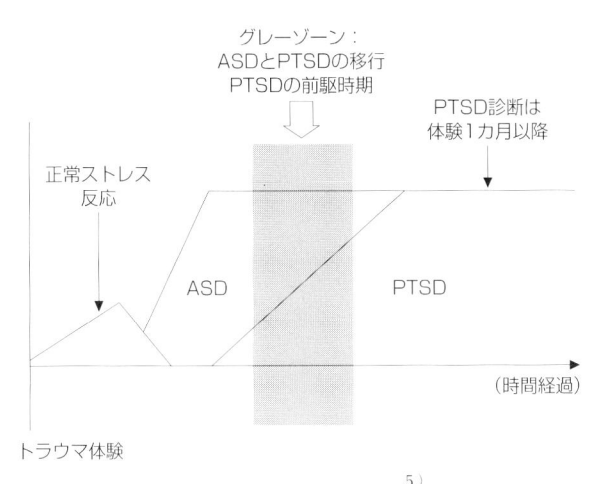

図6-1 トラウマの時間推移[5]

時間経過とともに動揺しますが、ストレス下において、最も強くなります。約30%の人たちは回復しますが、40%の人は軽度の症状を持ち、残りは不変か、中程度以上の症状が残ります。なお、子どもと老人では症状が重篤となりやすいといわれています。

EPISODE 7

眠れぬ夜のために

● 睡眠障害 ●

EPISODE 7

眠れぬ夜のために

33歳　郁夫　ソフト制作会社勤務

　郁夫さんは頑固な不眠症があるということで，外来を訪れてきました。
　郁夫さんは大手の某コンピューターメーカーの関連ソフト制作会社で働き始めて，もう7年になります。

　面接当初の話では，寝つきが悪いということでした。
　郁夫さんは「2年ほど前からだと思うのですが，といってもはっきりしませんが，夜，なかなか寝付けなくて困っています。昨夜も午前2時になっても，全く眠れませんでした。それで，仕方なく，借りてきたビデオを一晩中見ていました。」と腫れぼったい，眠そうな眼で語ってくれました。
　"そうですか，寝つきが悪いのですね。もう少し詳しくお話してくださいませんか？　そうですね，ここ1週間の睡眠の様子は如何ですか？"と尋ねると，
　郁夫さんは「元々，僕は夜更かしタイプの方なんですよ。仕事もこんな仕事ですから，結構夜のほうが作業能率もいいですからね。ここ1週間ですか？　いつも，寝つきが悪いんですが……．そういえば，少し睡眠の様子が変なんですよ。例えば，前日に12時頃，眠るとしますね。そうすると，その次の日は2時頃，そして，4時とだんだんと眠る時間が遅くなっていくんですよ。それで，会社に遅刻することも多くて……。こんな仕事ですから，会社はそんなに厳しくは言わないのですが……。そして，大体7日過ぎると，決まって，昼間に爆睡するんです。それで，会社には迷惑をかけています。でも，大体，そんな感じになってしまっていますかね。」と感慨深そうに答えてくれました。

エピソード7 ●眠れぬ夜のために

"そうですか，それでは，少し睡眠表をつけてみませんか"と郁夫さんに告げ，次回の診療までの睡眠パターンを日記風に書いてきてもらうことになりました。

次回の診療で，その睡眠表をみると，前回郁夫さんが言ったとおりに，ほぼ7日から10日の周期で入眠時間が少しずつズレていっていることがわかりました。

その後，治療として，睡眠導入薬，生活指導など幾つかの睡眠治療法を試みましたが，充分な効果が得られないまま，半年ほど過ぎてしまいました。その間，私も"さて，他にどのような治療法があるのだろうか"と暗中模索の状態が続いていました。
そして，その日も，いつものように郁夫さんとこの頑固な睡眠についての対策を考えていたのですが，今日はいつもの郁夫さんの様子が少々変であることに気付きました。いつもなら，明快でハキハキしているのですが，今日はもじもじと言い難そうです。
"どうされましたか，郁夫さん……？"
実は郁夫さんは以前から付き合っていた女性と結婚することが決まったそうなのです。「式は来月です……」。

そのことが睡眠に良い効果をもたらしたのでしょうか？
郁夫さんから「結婚してからは，不思議に普通に起きられます。寝るのも少し遅いですが，1時には寝ています。」そんな嬉しい話を聞くことができました。

エピソード7の郁夫さんは睡眠障害（Sleep Disorder）の中の概日リズム睡眠障害（Circadian Rhythm Sleep Disorder）であると考えられます。

● 睡 眠 障 害 ●

睡　　眠

現代は不眠社会と言われています。刺激的な環境，複雑な人間関係，昼夜を問わず活動し続ける都市。これらはすべて不眠を代表とする睡眠障害の原因というべきものといえます。我が国で行われた不眠調査によると，何らかの睡眠異常を訴える人達の数は全人口の20～30％に上ると推定されています[1]。睡眠障害は精神疾患の中で最も頻度の高い疾患であるといえます。

我が国の最近の調査によると[2]，成人の平均睡眠時間は7時間弱程度であるとされます。以前の同様の調査結果と比較すると，睡眠時間の短縮傾向や睡眠開始時間（入眠時間）の遅れを指摘することができます。これらは眠らぬ現代社会を反映しているともいえるでしょう。

睡眠にはある程度個人差があり，例えば，ナポレオンの平均睡眠時間は3時間程度（最も，馬上でよく居眠りをしていたとのエピソードもありますが）であったと言われています。このナポレオンは平均より短い睡眠で充分な短時間睡眠者（Short sleeper，ショートスリーパー）の代表人物といえます。反対に，長時間の睡眠でなければならないといった長時間睡眠者（Long sleeper，ロングスリーパー）の人もいます。アインシュタインがその代表といえるでしょう。しかし，このような正常な個人差の場合とは別に，様々な睡眠障害でたくさんの人々が悩んでいます。

睡眠障害はその病因から大まかに4つに分類することができます（表7-1）。まず，第一に，精神疾患における部分症状として出現する場合。第二に，一般

表7-1　睡眠障害の分類

1	原発性睡眠障害
2	精神疾患に起因したもの
3	身体疾患に起因したもの
4	物質誘発性のもの

表7-2　原発性睡眠障害の分類

睡眠異常	1 原発性不眠症	睡眠随伴症	1 悪夢障害
	2 原発性過眠症		2 夜驚症
	3 ナルコレプシー		3 睡眠時遊行症
	4 呼吸関連睡眠障害		
	5 概日リズム睡眠障害		

的な身体疾患によって引き起こされる場合。さらに，何らかの物質（薬物を含む）の使用や中断と関連して生じる場合もあります。このような精神疾患，身体疾患，ある種の物質が原因で睡眠障害に陥る以外にも，原因が明らかでない原発性睡眠障害（Primary Sleep Disorder）と呼ばれる睡眠障害があります。この章では原発性睡眠障害について主に述べることにします。

原発性睡眠障害は睡眠異常（Dyssomnias）と睡眠随伴症（Parasomnias）に分類することができます。さらに，睡眠異常は原発性不眠症（Primary insomnia），原発性過眠症（Primary hypersomnia），ナルコレプシー（Narcolepsy），呼吸関連睡眠障害（Breatubg-related sleep disorder），概日リズム睡眠障害（Circadian Rhythm Sleep Disorder）に，また，睡眠随伴症は悪夢障害（Nightmare disorder），夜驚症（Sleep terror disorder），睡眠時遊行症（Sleepwalking disorder）に細分化されます（表7-2）。

睡 眠 異 常

① 不眠症

先述したように，不眠は原発性だけでなく，精神疾患，身体疾患に伴って起

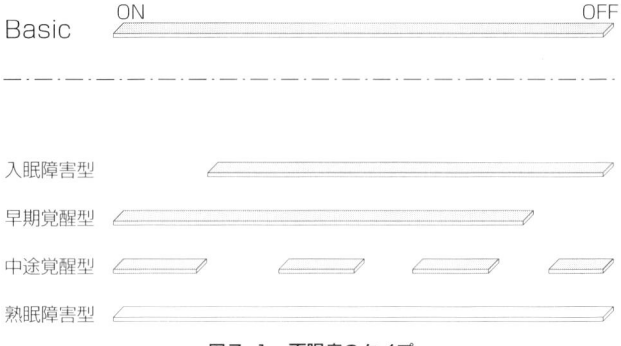

```
Basic      ON                                    OFF
           ─────────────────────────────────────────

     入眠障害型        ━━━━━━━━━━━━━━━━━━━━━
     早期覚醒型   ━━━━━━━━━━━━━━━━━━
     中途覚醒型   ━━    ━━     ━━    ━━   ━━
     熟眠障害型   ━━━━━━━━━━━━━━━━━━━━━━━━
```

図7-1　不眠症のタイプ

こることも多く，睡眠障害の中で最も頻度の高い症状といえます。図7-1は不眠症状のパターンを示したものです。かりに日頃は午後11時頃入眠して，朝の7時に目覚める人がいたとしましょう。このような睡眠習慣をもつ人がある時から，寝つきが悪くなり，寝つくには30分から2時間以上かかり，そして，そんな不眠の日が持続的（1カ月以上）に生じた場合，これを入眠障害タイプの不眠と呼びます。また，普段よりも2時間以上早く目が覚める，例えば前述のケースの場合，朝の5時頃には起床するといった状況になったときを早期覚醒障害タイプの不眠といいます。さらに，普段は途中で目覚めることがない人が，眠りが続かず，途中で目が覚め，なかなか次の睡眠に入ることができない状態が中途覚醒障害タイプの不眠です。そして，睡眠時間は正常なのですが，眠りが浅く，深く眠れないタイプは熟眠障害と呼ばれます。

② 過眠症

　過眠症は過剰な睡眠量と昼間の眠気が特徴的です。日常生活でも，徹夜明けにはこのような状態が続くことはあり得ます。過眠症と診断するためには，少なくとも1カ月以上はこのような状態が持続している必要があります。過眠症では，なかなか朝が起き辛い場合が多く，昼間の睡魔のため，仕事などに支障をきたすこともしばしば認められます。なお，過眠症の中でも，数日から数週間の周期で，反復する過眠症状を特徴とする，主に10代の男性に現れることが

多い疾患をクライネ・レビン（Kleine-Levin）症候群と呼びます。

③ ナルコレプシー

　ナルコレプシーは過度の日中の眠気（睡眠発作と呼ばれます），レム（REM）睡眠中の入眠時および出眠時幻覚，脱力発作（突然筋肉の緊張が消失してしまうことで，情動と関連して生じることが多いようです），睡眠麻痺（多くは朝の目覚めの時に生じるもので，意識はあるものの，体が動かない体験をいいます）を特徴とする睡眠障害です。

　正常な人では入眠直後からレム睡眠状態となることはありませんが，ナルコレプシーの患者さんの脳波をみますと，入眠早期からレム睡眠が生じていることが確かめられています。そのため，ナルコレプシーでは，レム睡眠を抑制する脳内機構の障害が推定されています。また，HLA-DR2と呼ばれる種類のヒト白血球抗原がナルコレプシーの患者さんではほぼ100％に認められます（なお，HLA-DR2タイプの抗原をもつ人は正常人でも10～35％認められます）。このことから，ナルコレプシーに関して，遺伝子レベルの研究が現在，精力的に進められているところです。

④ 呼吸関連睡眠障害

　呼吸関連睡眠障害とは，睡眠と関連した呼吸障害により，過剰な眠気や不眠，睡眠の中断が生じることをいいます。このような患者さんには，睡眠時における無呼吸やそれに伴う酸素飽和度の低下が認められます。原因別に，中枢性のものと末梢性のものに分類されますが，ほとんどのケースは末梢性由来のものです。末梢性の場合は，高齢者や肥満したヒトに多く認められます。なお，睡眠時の無呼吸とは通常10秒以上の無呼吸状態が続くことをいいます。

　睡眠時の無呼吸が少なくとも1時間に5回以上，一夜に30回以上存在すると，無呼吸症状があると判断されます（逆に言えば，これ以下の無呼吸は正常な人でも経験しうるということでもあります）。診断は睡眠脳波記録を測定することで確定されますが，臨床的に，中高年で，肥満しており，日中の眠気や大きな鼾（いびき）な

どがある人であれば，睡眠時無呼吸障害がかなりの確率で疑われます。睡眠時無呼吸障害は突然死の原因ともなりますので，注意が必要です。なお，中枢性由来のものは入眠困難が少ないものの夜間の中途覚醒を繰り返すことが多いとされています。

　治療方法として経鼻的持続性気道陽圧呼吸（nCPAP：Nasal Continuous Positive Airway Pressure）[7]，体重減量，鼻腔手術，気管切開術などが試みられています。

⑤　概日リズム睡眠障害

　私達は1日，つまり24時間周期で様々な活動を行っています。なかでも，覚醒と睡眠の繰り返しは24時間周期のリズムとして典型的なものといえます。このリズムは時を刻む体内時計というリズム機構によってもたらされます。ヒトでは，複数の体内時計システムがあると考えられていますが，脳内の視交叉上核がその中心的役割を担っていると考えられています。実は，私達の体内時計は約25時間周期ですので，それを毎日24時間にリセットする（同調する）システムが体内には必要となります[8]。また，光や社会的スケジュールなどが同調するための刺激因子として挙げられています。

　概日リズム（Circadian Rhythm）とはほぼ一日周期のリズムという意味ですが，概日リズム睡眠障害とは，何らかの原因でそのリズムに乱れが生じた状態をいいます。概日リズム睡眠障害では，睡眠覚醒のリズムに乱れがあるため，昼間の過剰な眠気や不眠が生じます。臨床上，睡眠後退型，時差型，交代勤務型に分類されます。睡眠相後退型では，睡眠覚醒時間が望ましい覚醒時間より遅れてしまうことが特徴です。例えば，意図的に，起床時間を会社の出社時間に合わせることが困難であったり，また合わせようとしても，二次的に昼間の眠気を生じてしまいます。治療法の一つに光療法があります。光療法は光が強力なリズム同調因子であることから，リズムの乱れを改善するために光を照射するやり方です。具体的には，数千ルクス以上の光を朝一定時間に患者さんに1～2時間程度照射し，その効果を得ようとするものです。現在，光療法は，睡眠障害だけでなく，睡眠障害症状が高頻度に認められるうつ病患者に対して

臨床応用されています。

時差型のリズム障害は，海外旅行など，とりわけ東方へ移動することによって生じます。これは，いわゆる時差ぼけと呼ばれるものですが，一般的には数日間で回復します。現代は夜間勤務などの仕事や交代勤務のある職場は少なくありません。頻回に仕事のスケジュールが変化する人々に現れやすいのが交代勤務型リズム障害です。症状は不眠，眠気などです。若い人では全く症状のない人もいますが，老人や変化に適応しづらいタイプの人では，心身ともに影響を及ぼします。一種の現代病ともいえる病態です。

治　療

ここでは不眠症に対する治療法を述べます。

① 薬物療法

不眠症の薬物療法は，不眠症のタイプにあわせて薬剤を選択するのが原則で

表7-3　主な睡眠薬とその特徴

	使用量（mg）	半減期（時間）	作用時間
バルビツール酸系			
Phenobarbital	30～100	30～95	長
Amobarbital	100～300	15～42	中
非バルビツール酸系			
Bromovalerylurea	500～800	12	短
ベンゾジアゼピン系			
Diazepam	2～5	14～61	長
Nitrazepam	5	18～38	中
Estazolam	1～4	18～30	中
Triazolam	0.125～0.25	2～3	超短
チエノジアゼピン系			
Etizolam	0.5～1	6	短
シクロピロロン系			
Zopiclone	7.5～10	4	超短

▶半減期とは，簡単にいうと薬物の血中濃度が半分になる時間をいいます。

す。例えば，入眠困難型不眠症の場合は睡眠導入作用のある薬物が第一選択となります。また，睡眠の維持が困難な人に対しては，睡眠維持作用のある睡眠薬を投与するのが妥当です。以前は睡眠薬として，バルビツール酸剤が使用されていましたが，現在は抗不安薬と同じくベンゾジアゼピン系薬物が主流を占めています。その他，ゾピクロンなど非ベンゾジアゼピン系薬物も使用されています。表7-3に一般的な睡眠薬とその特徴を示します。

> **ミニテーマ** レム睡眠とノンレム睡眠
>
> 睡眠の客観的な指標として，脳波（Electroencepharography；EEG）があります。この脳波と眼球運動，筋電図などを組み合わせたポリグラフィー（Polygraphy）の所見から，睡眠現象はレム睡眠とノンレム睡眠に分けられ，さらにノンレム睡眠は睡眠深度から4段階に分類されます。ノンレム睡眠の第1段階の脳波ではアルファ（α）波の消失と低振幅のシータ（θ）波が観察されます。第2段階では紡錘波と呼ばれる12～14 Hzの波と三相性徐波（K複合と呼ばれます）が認められます。第3段階と第4段階の区別は高振幅のデルタ（δ）波が50％以下であれば前者，以上であれ
>
> 図M-4　各段階の睡眠脳波

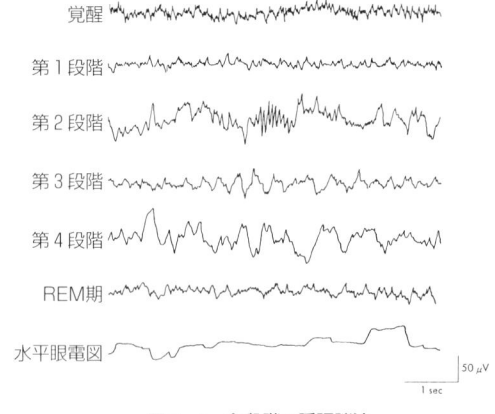

エピソード7 ●眠れぬ夜のために

　ベンゾジアゼピン系薬物で最もよく認められる副作用は眠気です。したがって，車の運転等には注意を要します。とくに老人などの場合，転倒などの危険性にも充分な留意が必要です。また，長期に服薬すると耐性，依存，離脱といった現象も生じる恐れがあります。その他，不安，易刺激性，不眠，疲労などの副作用が報告されています。

ば後者となります[9]。第3段階と第4段階は深い睡眠期であり，合わせて徐波睡眠とも呼ばれます。徐波睡眠段階は睡眠前半に多く認められます。臨床上，第3段階や第4段階では，すやすやと眠っていますので，起こそうとしてもなかなか起こすことができない状態ですが，第1段階では容易に覚醒させることができます。なお，ノンレム睡眠は脳のための眠りともいわれています（図M-4参照）。
　一方，レム睡眠とは急速な眼球運動が特徴的で，骨格筋の弛緩も伴っています[10]。レム睡眠の場合，眠りの深さは軽度で脳波所見は第一段階に似ています。レム期によく夢をみることが知られています。レム睡眠は全睡眠時間の約20％を占め，一晩に4〜5回程度，数分から数十分持続し，90分から2時間程度の周期で現れます。レム睡眠は身体のための睡眠と呼ばれます（図M-5参照）。

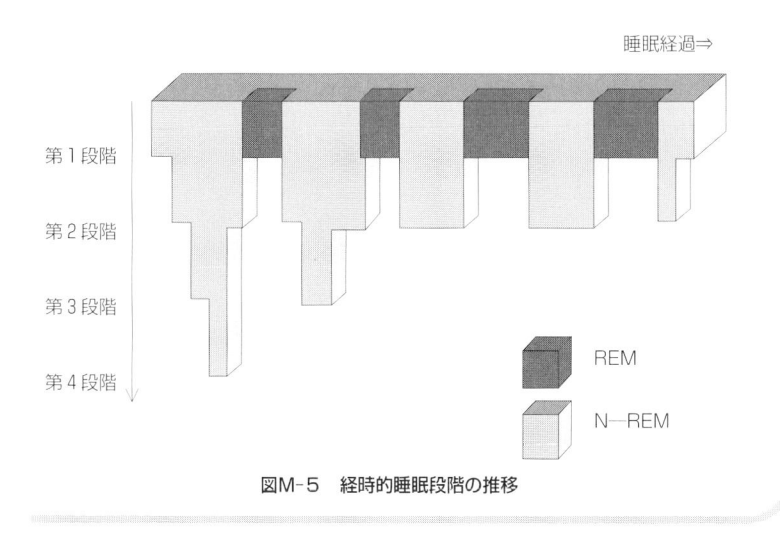

図M-5　経時的睡眠段階の推移

② 生活環境調整

　不眠症には薬物療法だけでなく，日常生活に注意することで，ある程度不眠を改善することができます。例えば，毎日同じ時間に起きること，コーヒー，紅茶など刺激物を避けること，30分以上の昼寝を避けること，入眠時間近くまで熱い風呂に20分程度入ること，毎日，同じ時間に食事をとること，睡眠前にスープなど軽い食事をとることが良眠につながります。

睡眠時随伴症

① 悪夢障害
　非常に恐ろしい夢（例えば，殺される，襲われるといった生命や安全あるいは自尊心を脅かすような夢）が繰り返される状態で，通常は睡眠の後期，レム期に生じるものです。患者さんの目覚めははっきりとしており，後に述べる夜驚症とはその点が異なっています。通常は3歳～6歳頃に始まることが多いとされます。

② 夜驚症
　睡眠中に突然覚醒します。その名の通り，恐怖の叫び声が特徴的です。この間，恐怖，心悸亢進，発汗など自律神経緊張状態を示します。他者からの働きかけに対する反応が鈍く，健忘を残します。
ノンレム（non-REM）期に生じます。児童期に始まり，多くの場合，青年期には自然と治癒します。

③ 睡眠時遊行症
　睡眠中に起き上がり歩き回るようなエピソードが反復します。その間，眼はうつろで，覚醒させることが困難です。ノンレム期に生じます。夜驚症と同じく児童期に発症することが多いと報告されています。

EPISODE 8

優子と優香

解離性障害

EPISODE 8

優子と優香

優子　22歳　フリーター

　優子さんは母親とともに訪れたケースです。母親から「娘は多重人格です。これまで，別のクリニックで診てもらっていましたが，余り良くならないので，ここでの治療をお願いしたいのです」といった内容の受診理由が語られました。母親は，この病気に関して，随分とよく勉強しているようで，医学用語などが次々とでてきます。
　優子さんの最初の印象は冷静な感じ，いや，むしろ表情に乏しく，生き生きとした感情が表れないといった様子でした。
　これまでの経過は優子さんがよく憶えていないため，代わりにお母さんが説明してくれました。
　それによると，人格の交代は高校時代から認められるようです。そして，その原因は父親の性的な虐待にあるのだとお母さんはやや決め付けているふうに述べていました。ただ，この点に関しての確証はありません。なお，ご両親は現在，離婚はしていないものの別居状態です。
　「優子は時折，優香という名前の別の人格になります。何かストレスみたいなものがあると急に変化するんです。優香は幼い言葉で，ママ，ママと私に甘えてきて，私の傍を離れません」とお母さんは語ります。「それと，……もう一つ別の人格もありますが……。」
　少し，お母さんは言い難そうでしたが，それは，ユウ（優）という名前とのことです。このユウはやんちゃで攻撃的な人格です。母親に絶えず不平不満を言い，罵り，物を投げつけ，暴力を振るいます。このことが，母親にとって一番の悩みのようです。
　このような状態が頻繁に認められるため，母親はなかなか優子さんから目を離すこと

エピソード8 ●優子と優香

ができません。また，優子さんは高校も中退し，その後，フリーターとなるのですが，それも長くは続かないようです。

夢中になって，優子さんのことを語る母親の傍で，大人しく，何事もないかのように優子さんは佇んでいます。

面接の中で，私は少し母子関係が密着しすぎているといったコメントをした時のことです。

突然，優子さんは一点を見つめ，ゆっくりと後方に倒れていきました。それはあたかも意識を失ったように見えました。（このようなことは日常でもしょっちゅう生じるために，それをすばやく察した）お母さんは後ろから優子さんを支えます。

数分して，優子さんは優子さんでない我に帰ります。……優香ちゃんの登場です……。「優香ね。……私，……苛めちゃ駄目なのよ」と幼い甘えた声で，もう1つの人格が話しをします。内容は断片的にしか聞き取れませんでしたが，どうも私が母親のことを非難したため，それに対する反論を語っているようでした。ひとしきり，話をすると，「ふー」と息を吐いて，再び，優子さんにもどります。優子さんはもちろん優香ちゃんのいったことは全く覚えていません。

つまりは，冷静な優子さんは今の自分で，甘えた（甘えん坊）の優香ちゃんは小学校の頃の自分，そして，攻撃的なユウは高校時代の自分であるようです。なお，現在，優子さんは他の人格の存在について母親からの情報などで何となく分っているとのことです。

これまで，ユウの示す興奮状態のため，優子さんは入院を何度となく繰り返しています。

その後は，不定期的な通院でしたが，幸いにも，途中で途切れることもなく面接を継続することができました。丹念に出来事を聞き続けた3年間の精神療法の後，優子さんは次第にこれらの各人格状態を統合した部分をもつようになってきました。

今，優子さんはそのときの感想をこんなふうに語ってくれています。何か大きな眼に見えない形があって，それへ，少しずつパズルの破片がはめ込まれていくようなそんな感じです。

ぴたっと合ったパズルの感覚，それが人格統合の印なのかもしれません。

優子さんは解離性同一性障害（Dissociative Identity Disorder）と考えることができます。

解離性障害

解離現象

私達は一人の人間として統一された自己という感覚をそれぞれ持ち合わせています。解離状態を一言でいうと，このような自己の意識がすべてあるいは部分的に失われた状態をいいます。すなわち，その人の思考や感情，行動といった体験の同一性が失われるのです。ただ，健康な人でも高速道路での催眠現象と呼ばれる一過性の奇妙な感覚といった一瞬の意識の空白状態を体験することがあります。これも一種の解離現象と考えてよいと思います。なお，催眠術にかかりやすいといった被暗示性が高い人では比較的解離現象体験が多いと考えられています。

解離というメカニズムは心的外傷（トラウマ）に対する一種の防衛機制です。防衛機制といえば，何といっても，フロイドの抑圧が有名ですが，それに対して，ジャネ（Janet, P.）[1]は，解離のプロセスを強調しました。すなわち，抑圧は心的葛藤を無意識領域へ移行させる能動的処理過程ですが，ジャネはトラウマ処理のために意識領域から別の意識領域に受動的に移る過程，すなわち解離を提唱したのです。そして，解離の病的反応は記憶，意識，同一性の障害として生じるとしました。

長い間，フロイドの抑圧理論に圧倒され，ジャネの解離理論は片隅に追いやられていました。しかし，近年，PTSD研究において，その原因として過去のトラウマが強調されたことにより，解離は正に病的な解離現象を説明する有力な理論として再評価されているところです。

抑圧と解離の相違について図8-1に示しましょう。抑圧も解離も防衛機制ですが、抑圧は水平分割と呼ばれるように、防衛しようとする体験などを力動的無意識領域に能動的に押しつけます。このことで、願望や欲求は心の奥底に沈殿していきます。一方、解離では垂直分割により、一連の平行した別の意識野にそれらを移行させるのです。そして、その別の意識野の中で、願望や欲求を再活性化させようとするのです。これが、臨床上は記憶、意識や同一性の解離として現れることになります。

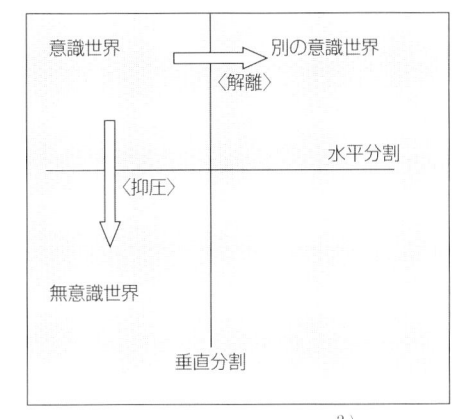

図8-1 抑圧と解離の相違点[2]

▶抑圧は積極的な防衛機制であるため、意識化するためには、労力を要します。一方、解離は労力を要さず、そのままの形で、一部が出現します。

解離性障害

解離性障害はいずれも解離現象を基礎にしたものあるいは解離理論で説明される病態をいいますが、便宜上、解離性健忘（Dissociative Amnesia）、解離性遁走（Dissociative Fuge）、解離性同一性障害、離人症性障害（Depersonalization Disorder）、解離性トランス障害（Dissociative Trance Disorder）に分類することができます。

① 解離性健忘

解離性健忘とは解離現象が記憶の喪失、健忘という症状に限定されている場合をいいます。過去の記憶、その多くはトラウマ的な出来事ですが、それに晒されるとそのことが忘却されます。すなわち、健忘状態に陥るのです。しかしこの場合でも、情報を新たに取り入れる能力は保たれていますし、また、一般的な知識といった形の記憶は残されていますので、それなりに社会生活を送る

ことは可能です。解離性健忘は解離性障害の中で最も頻度が高いものです。もちろん脳には器質的な障害がないことが前提となります。

② 解離性遁走

解離性遁走はまれな障害といえます。解離性遁走の患者さんは自宅や職場から突然，居なくなり，名前，家族，仕事など身分に関わることを忘れてしまいます。遁走期間中，多くの患者さんは新しい人格を身に付けて，それなりに生活していることが多いようです。遁走の期間は数時間から数日といった短い期間の場合が多く，患者さんは解離性遁走の症状が消失した時点で，我に帰り，遁走期間中の記憶は欠落してしまいます。なお，解離性遁走の多くは自発的に回復するとされます。

③ 解離性同一性障害

解離性同一性障害は一般に多重人格として知られています。すなわち，多数の人格が一人の患者さんの中に存在する状態となります。ほとんどのケースで幼少時の虐待（ミニテーマ 虐待 参照）が認められます。解離性同一性障害は圧倒的に女性に多く（90％以上）認められる疾患であり，発症は青年期早期である場合がほとんどです。

解離性人格障害における平均的な人格の数は5〜10程度であると報告されています。人格の交代は突然起こります。別の人格はその間の記憶を失っているのですが，解離の程度が軽かったり，あるいは治療改善過程などでは，別の人格の存在に気付かれる場合もあります。優勢な人格は主人格（Host Personality）と呼ばれます。一方，その他の人格は交代人格（Alternative Personality）といいますが，それを臨床場面で確認することはまれで，多くは母親など身近な人の報告からその存在が明らかになります。交代人格の人格特徴は，幼児的な人格傾向である場合や主人格と正反対な人格であることが多いようです。

解離性同一性障害の臨床症状は多彩と言わざるを得ません。例えば，ある交代人格では破壊的な行動や暴力的行動を好む場合もありますし，逆にうつ的で

エピソード8 ●優子と優香

> **ミニテーマ** 虐 待
>
> 　一般には幼児虐待が有名ですが，最近では痴呆性老人などお年寄りに対する虐待も注目されているところです。親あるいはそれに代わる保護者が故意に児童に心身の傷害を与えることを児童虐待（Child Abuse）と呼びます。児童虐待は，殴る，蹴る，拘禁するなど生命に危険が及ぶ行為を身体的虐待，いじめなど強い心理的外傷を与える心理的虐待，性器への接触行為，性行為などの性的虐待及び食事を与えないなど世話をすることを怠ったり，拒否したりするネグレクトの4型に分類されますが，実際には，2つ以上の虐待を併せ持つ場合がほとんどです。
>
> 　このような虐待を経験した人はそうでない人に比べて，罪責感，低い自己評価，他の人との親密な関係づくりや維持が困難であるといった対人関係障害，自己破壊的な行動や攻撃行動がより高率に認められます。また，虐待者もまた虐待の被害者であることが多く，過去の親子関係をモデルとして，反復されるのであるといった指摘もあります。
>
> 　子ども時代の虐待は人格形成において悪影響を及ぼすことは言うまでもありません。虐待は解離性同一性障害以外にも境界性人格障害などの成因の重要な要素の一つと考えられています。

穏やかな人格の場合もありえます。どうも，個々の患者さんの人格の特性によって表出される症状は規定されるようです。

④　離人症性障害

　離人症性障害はあたかも身体が遊離して，自分が外部の傍観者のような感覚が生じる体験です。例えば，身体の感覚が，普通でなく，大きく感じたり，逆に小さく感じたり，部分的に現実感を感じない症状（現実感喪失）などの症状を示します。離人症状は統合失調症やうつ病でも起こりうるものですから，鑑

別が重要なものとなります。離人症性障害は，若い人に多く認められ，長期の経過を辿ることが多いようです。

⑤　解離性トランス障害

　トランス状態とは意識が変容した状態で，例えば，集団催眠の場，あるいは特殊な宗教的儀式の場などで意識の幅が狭くなり，周囲の刺激に対する反応が鈍くなり，魂，神などが乗り移っている感覚をいいます。なお，憑依現象とも呼ばれるこの状態はある特殊な文化圏では，当然のこととしてその状態を受け入れられる場合があります。この場合はある意味で，社会に適応しているとも考えられますから，解離性トランス状態であっても，障害と診断することができないケースもあると考えられます。

　治療（精神療法）

　解離性同一性障害は，薬物治療の適応がほとんどなく，治療的には精神療法的アプローチが中心となります。なかでも，最も効果的な接近法は洞察的精神療法です。

　解離性同一性障害の場合では，交代人格同士の協調や同一感，共感といった共同作業を通じて，過去の外傷体験の覆いを取り，感情を開放し，人格の統合を目指すことが目標となります。しかし，実際には，この人格の統合は容易ではありません。したがって，治療期間は長期にならざるを得ないようです。

　クラフト（Kluft, R.）[3]は，人格が交代するという葛藤をもち，容易に他の人格に移行する解離性同一性障害をもつ患者さんに対して，安全な治療の枠組みの確立が初期段階において最重要であると述べています。受容的に，暖かく接し，どの人格も平等に扱うことが必要です。原因となることの多いトラウマ体験をゆっくりとしかも確実に吟味していくことも大切です。トラウマ体験を扱う場合，虐待者と犠牲者の関係が治療者に投影され，治療者は容易に逆転移感情を生じやすいとされます。この逆転移感情をモニターしつつ，治療を行うことが肝要であると考えられます。

ミニテーマ　家族療法

　家族療法は患者さんとそれを取り巻く家族構成員を対象にした治療的アプローチです。すなわち，患者さんが示す症状を家族の問題として捉え，家族が変化することによって，その解決を図ろうとするものです。家族療法には，精神分析的家族療法，行動理論的家族療法，システム論的家族療法など様々な理論背景があります。

　ここでは，システム論的家族療法の概要を説明しましょう。ここでいうシステムとはもちろん家族組織のことですが，システム論では患者さんの生み出す症状は家族システムのSOS信号と捉えます。このことによって，誰かが悪いといったような悪者を作らせず，症状をシステムの問題として取り組むことができる利点を有しています（従来であれば，その人はスケープゴートとしてスポイルされることが多かったのです）。

　家族システムは子ども，親といった観点からその構造をみることもできますし，家族のコミュニケーションといった機能からみることもできます。構造を重要視した考え方は家族構造療法と呼ばれ，この代表的な論客がミニューチン（Minuchin, S.）[4],[5]です。

　家族構成員の構造を理解する概念は境界線，連携，権力です。例えば家族はサブシステム（一例をあげれば，夫婦といった家族システムの下位のシステム）の境界線が曖昧なもの，明瞭なもの，固いものとに区別することができます。曖昧なものの場合，問題に家族が巻き込まれやすいとされ，このような家族は網状家族（Enmeshed Family）と呼ばれます。逆に，境界線が固すぎて，家族がバラバラであるものは遊離家族（Disengaged Family）と呼ばれます。連携とは家族間の協力関係を意味するもの，一方，権力は個々の家族構成員の影響力を示す用語です。このような三つの観点から家族構造を評価し，治療の目標を設定します。例えば，家族間の交流が少ない場合は治療者が家族内の交流を促進させるように働きかけたり，逆に，過度なあるいは問題のある交流であった場合は，家族の交流を押さえることで適切な新たな交流を生み出すように働きかけることなどが行われます。

EPISODE
9

食べ続ける学生

● 摂食障害 ●

食べ続ける学生

21歳　久美　大学生

　元々，大柄な久美さん（身長165cm）は中学校までぽっちゃりとした体型をしていたそうです。高校１年生の時，仲の良い友達から"太っていて，かわいいね"と言われたのがきっかけでダイエットを始めました。友人はかわいいということを強調したかったのかもしれませんが，久美さんは太っていることを元々，気にしていたので，友人の何気ない言葉に少し傷ついたかもしれません。何事にも一生懸命で凝り性な久美さんはダイエットに励み，わずか２カ月の間で58kgの体重が46kgまで減少してしまいました。その時は急激な体重減少のため体調を崩し，生理も不順となったそうです。その後，久美さんは高校生の間，50kg前後の体重を維持していたとのことです。

　久美さんは高校卒業後，希望の大学に合格し，一人暮らしを始めました。大学ではクラブ活動，友人との交流など，当初はそれなりにキャンパスライフを満喫していました。
　しかし，大学１回生の秋，仲の良い友人との些細なトラブルなどを契機に，過食，嘔吐が始まったのです。久美さんの過食は大学からの帰宅途中にスナック菓子，アイスクリームなどを大量に買い込み，夜にアパートでそれを一気に食べまくるというものでした。最初は，週に１度程度だったのですが，徐々に過食の回数が増えていき，４回生の今では，ほとんど毎日のように過食を繰り返しています。久美さんにうかがうと，過食の量は普通の人が１回に食べる量の５倍から６倍だそうです。そして，過食の後は胃のあたりが苦しくなるため，手を喉に突っ込み，嘔吐するのが常でした。
　久美さんはこれまで過食・嘔吐は誰にも知られない秘密としていました。しかし，今

エピソード9 ●食べ続ける学生

回,帰省中にこっそりとトイレで吐いている久美さんを母親が見つけ,母親と同伴で受診することになったのです。

面接に現れた久美さんはジーンズ姿でしたが,こざっぱりとした清潔感あふれる印象を持つことができました。久美さんは髪の毛は少し長めで,化粧気はなく,メガネをかけています。体型は若干痩せ気味ですが,正常な範囲の内に入っているようです。

一通りの事情を聞いた後で,過食・嘔吐の時の様子について久美さんに尋ねると,「最初の過食はちょっとしたことです。大学の友人とけんかになってしまって,気持ちが落ち込んでしまったのがきっかけだと思います。その時,気晴らしに,部屋にあったお菓子とかを全部一気に食べたんですよ。すると,気分がスーとしてきて……。それからは,ちょっと嫌なことがあると,決まって過食するようになりました。食べている時には,嫌なことを忘れてしまうのですが……,でも,過食した後,決まって胃がむかむかするし,それで,吐いてしまうのです。その時は,あーまたやっちゃったと自己嫌悪に陥ってしまいます。何とかしようにもどうしても,過食が止められないんですよ」と辛そうな心中を語ってくれました。そういえば,久美さんの歯は過食・嘔吐のためか,いたるところが虫食い状態となっています。

さらに,最近の久美さんは気分の変化が激しく,些細な事でイライラしたり,不安となったり,落ち込んだりすることが多くなってきているそうです。

今後は,食べ物の面だけではなく,やはり情緒面や人間関係について,さらに突っ込んだ話し合いの場をもつことが大切なようです。

久美さんの母親は子どもの勉強に熱心で,久美さんもその期待に応じて,一生懸命勉強し,中学校,高校とも学校の成績は優秀だったそうです。久美さんは二人姉妹の姉なのですが,三つ違いの妹は甘えん坊で母親の関心はついつい妹の方に向きがちであったそうです。久美さんは「妹は甘えるのが上手です。でも,私は下手で,私はお母さんにもっと甘えたかった」と語ってくれました。治療の鍵はこんなところに潜んでいるのかもしれません。

エピソード9の久美さんは神経性大食症，排出型（Bulimia Nervosa, Purging Type）と診断することができます。

● 摂 食 障 害 ●

摂食障害（Eating Disorder）は拒食，過食，嘔吐など主として食に関する行動異常が症状として前面に現れる疾患です。患者さんの90％以上は女性です。この数十年の間に，思春期，青年期を中心に爆発的と言っていいほど増加している疾患ですから，高校生，大学生の女性に生じやすい精神疾患の一つとして注意しておかなければならないものといえます。摂食障害は1689年にモートン（Morton, T.）が記載した症例が嚆矢とされています[1]。しかし，神経性無食欲症という名称は，それから約200年後のガル（1874年，Gull, W.）によって初めて記述されました[2]。その後，摂食障害は脳下垂体機能低下説（Simmonds病）と混同された時代もありましたが，現在，精神疾患の一つの単位として確立されています。

病　因

摂食障害の成因や増加の理由には，様々な要素が複雑に絡み合っているように思えます。と言っても，摂食障害増加の原因として，第一に指摘しておかなければならないことは痩せていることは善であり，美であるという社会的「痩せ礼賛」風潮の影響です。そして，それは今でも，テレビ，雑誌，新聞，インターネット等，様々なメディアを通して発信し続けられています。

思春期あるいは青年期の日本人女性の平均身長は158cm程度で，平均体重は52〜53kg前後です。彼女たちの理想の身長および体重は163cm，体重47kgですが，BMI（Body Mass Indexの略で体重〔kg〕を身長〔m〕の二乗で割った値）と呼ばれる体型指数から計算すると，それは痩せに分類されます。また，

同じ調査から若い女性の90％以上が痩せ志向であることも明らかとなっています。このような痩せ礼賛の社会的風潮が摂食障害の増加の一因であることは間違いありません。[3]

　一方，心理学的要因として指摘されているものは，思春期という大人への入り口における課題，自立性の獲得，社会的責任の増大に対する反応として，摂食障害が発症するという考え方です。[4]かつて摂食障害は「成熟拒否」の病態であると呼ばれたこともあります。摂食障害患者さんと母親との関係についても，母親との心理的分離が不充分であることが指摘されています。[5]さらに，過干渉で共感性の乏しい母親に対する反逆として食行動異常が出現すると理解する人達もいます。[6]このほか，生物学的素因といった観点からの検討など，摂食障害の成因に関しては様々な目線から検討されているのが現状です。

　摂食障害はエピソードで述べた久美さんのような過食・嘔吐が特徴的な神経性大食症と拒食・痩せなどが生じる神経性無食欲症に大別することができます。

神経性大食症

　神経性大食症（以下，BN）はラッセル（Russell, G.）[7]によって1979年に名付けられた比較的新しい概念の疾患です。BNは一定期間内に多量の食物を一気に食べるという無茶喰いとそれに対する不適切な代償行動（嘔吐や下剤乱用など）を特徴とします。青年期の女性に好発し（90％以上），発症年齢は10代後半から20代前半に多く認められます。有病率は1〜3％と推定されています。

　無茶喰いは，ある特定の時間（エピソードと呼ばれる）の中で，普通の人たちが食べる量よりも明らかに大量に（普段の3倍以上）食べることです。無茶喰いエピソードの始まりには，不快な気分，対人関係のストレス，食事制限後の強い空腹感などが認められることがほとんどです。この無茶喰いエピソードは止めようと思っても，止められない，すなわち，無茶喰いをコントロールすることができないこともその一つの特徴として挙げることができます。なお，この無茶喰いは人に見られないように自室あるいは人のいない場所などで行われる

のがほとんどです。

　BNの人は体型や体重を非常に気にしており，それは自己評価の大きな基準ともなっています。そのため，このエピソード期間外には太りやすい食物を避けたり，ダイエットを行ったりするなど食事制限に走る傾向があります。BN患者さんの体型はやや痩せている人から肥満気味まで様々ですが，多くは正常体重範囲内にあることが多いようです。

　無茶喰いのため，身体的不快感や体重増加への恐怖が生じ，その結果，嘔吐という排出行為（自己誘発性嘔吐）が頻繁に認められることになります。その他の排出行為としては，下剤を大量に使用すること（下剤乱用）や利尿剤の使用があります——以上は排出型と呼ばれます。また，場合によっては，一日以上絶食したり，過度に運動したりすることもあります——以上は，排出行為を伴わないことから非排出型と呼ばれます（表9-1参照）。

　身体面では，嘔吐のため歯のエナメル質が著しく喪失され，歯が欠けてボロボロに見えたり，手で刺激して嘔吐すること（自己誘発性嘔吐）が多いため，手

表9-1　神経性大食症の診断基準

A. 無茶喰いのエピソードの繰り返し。むちゃ喰いのエピソードは以下の二つによって特徴づけられる。
(1) 他とはっきり区別される時間の間に（例：1日の何時でも2時間以内の間），ほとんどの人が同じような時間に同じような環境で食べる量よりも明らかに多い食物を食べること。
(2) そのエピソードの間は，食べることを制御できないという感覚（例：食べるのを止めることができない，または何を，またはどれほど多く食べているかを制御できないという感じ）。
B. 体重の増加を防ぐために不適切な代償行動を繰り返す。例えば，自己誘発性嘔吐；下痢，利尿剤，浣腸，またはその他の薬剤の誤った使用；絶食；または過剰な運動。
C. 無茶喰いおよび不適切な代償行動はともに，平均して，少なくとも3カ月間にわたって週2回起こっている。
D. 自己評価は，体型および体重の影響を過剰に受けている。
E. 障害は，神経性無食欲症のエピソード期間中にのみ起こるものではない。
[病型]
排 出 型：現在の神経性大食症のエピソードの期間中，患者は定期的に自己誘発性嘔吐をする，または下剤，利尿剤または浣腸の誤った使用をする。
非排出型：現在の神経性大食症のエピソードの期間中，患者は絶食または過剰な運動などの他の不適切な代償行為を行ったことがあるが，定期的に自己誘発性嘔吐，または下剤，利尿剤または浣腸の誤った使用はしたことがない。

▶ DSM-IVから引用。

背に胼胝(たこ)が見られることもありす。

　BNでは抑うつ症状を中心とした気分障害や不安症状などが高頻度に認められ，また，人格障害（境界性人格障害）の並存率も高いこと（3分の1〜2分の1程度）が指摘されています。

神経性無食欲症

　先に述べたように，摂食障害は文化病的側面を持っています。すなわち，産業化された社会，飽食の時代と呼ばれるほどの豊富な食べ物の存在，そして，世を挙げたダイエット志向，痩せ願望などです。このような背景で神経性無食欲症が増加する要因となっていることをここでは重ねて強調しておきたいと思います。

　神経性無食欲症（以下，AN）は思春期，青年期（10代前半から10代後半）にかけて発症します。ただ，最近になって，より若年者の人や中年の女性の間にも広がっていっているという印象があります。有病率はだいたい0.5〜1％と考えられていますが，ダイエット志向を反映してか，AN予備群はもっと多いと考えられます。なお，本疾患の90％以上は女性です。

　AN患者さんは痩せを望み，体重増加を強く恐れます。そのため，食事の量は極端に少なくなり，油ものや甘いものといった体重増加に結びつくようなものは食べず，小食となります。その結果，必然的に，体型は痩せとなります。また，痩せ維持のために，自己誘発性嘔吐，下剤，利尿剤や浣腸を乱用する人もいます。

　ANの痩せの程度は極端で，一例を挙げれば，155cmの身長の人で30kgそこそこの体重となっている患者さんも珍しくありません。普通ならば，極端に痩せていることに彼女たち自身気づけるはずなのですが，自己身体認知に歪みがあるため，それを正しく認識することができず，それどころか，なお太っていると認知することなど身体イメージの障害がこの疾患の特徴といえるでしょう。

　なお，ANは制限型と無茶喰い／排出型に分けることができます。後者はよ

表9-2 神経性無食欲症の診断基準

A. 年齢と身長に対する正常体重の最低限，またはそれ以上を維持することの拒否（例：期待される体重の85％以下の体重が続くような体重減少；または成長期間中に期待される体重増加がなく，期待される体重の85％以下になる）。
B. 体重が不足している場合でも体重が増えること，または肥満することに対する強い恐怖。
C. 自分の体の重さまたは体型を感じる感じ方の障害；自己評価に対する体重や体型の過剰な影響，または現在の低体重の重大さの否認。
D. 初潮後の女性の場合は無月経，つまり，月経周期が連続して少なくとも3回欠如する（エストロゲンなどのホルモン投与後にのみ月経が起きている場合，その女性は無月経とみなされる）。

{病型}
制 限 型：現在の神経性無食欲症のエピソード期間中，患者は規則的に無茶喰い，または排出行動（つまり，自己誘発性嘔吐，または下剤，利尿剤または浣腸の誤った使用）を行ったことがない。
無茶喰い／排出型：現在の神経性無食欲症のエピソード期間中，患者は規則的に無茶喰いや排出行動（すなわち，自己誘発性嘔吐，または下剤，利尿剤または浣腸の誤った使用）を行ったことがある。

注） DSM-IV から引用。

表9-3 ANとBNの相違点

	神経性無食欲症（AN）	神経性大食症（BN）
身体イメージ	体型や体重に関して過剰に気にする	
体型	やせている	正常範囲内が多い
発症年齢	10代後半	ANより数年遅れて発症
月経	ない	ある場合が多い
過食・嘔吐	ある場合もない場合もある	ある
人格特徴	強迫性人格傾向が強い	境界性人格障害との合併が多い
うつ症状	認められることもある	抑うつ症状が多い

り，BNに近い病態と考えられ，実際，移行例も多いとされます（表9-2）。

　ANでは極端な痩せ症状，飢餓状態があるため，身体各器官にも影響が及びます。無月経は必発ですが，それ以外にも，貧血，白血球減少，産毛の発生，脱水症状，電解質異常（低カリウム，低クロール，低マグネシュウム），肝機能障害，甲状腺ホルモン機能低下，不整脈，徐脈など心電図異常，高コレステロール血症などがよく認められます。

　なお，AN患者さんにはBNと同様うつ症状といった気分障害と並存することが多く，また食物や体型と関連した強迫性傾向も高率に認められます（表

9-3)。

評価尺度

構造化された診断面接尺度としてはEDE（Eating Disorder Examination）[8]が最もよく用いられています。また，摂食障害の自己記入式尺度には摂食態度，認知，行動を調査するEAT（Eating Attitude Test）[9]やその短縮版であるEAT-26，EDI（Eating Disorder Inventory）があります。また，身体イメージを評価するためにBody Cathexis Scale[10]やSRBI（Self-Rating Body Image Test）[11]が開発されています。

治　療

① ANの治療

ANの治療は精神医学的問題と同時に痩せやそれに関連した身体症状による内科学（身体医学）的な問題も併せ持っていますので，少し複雑です。したがって，ケースによっては入院治療が必要なことも少なくありません。入院の目安は望ましい体重から30％以上の減少がある場合が一般的です。ANの治療目的は二つです。一つは非常なるい痩状態から回復させること，つまり体重を増加させることです。それに手をこまねいていると，患者さんは時として死亡に至ることもあります。そして，もう一つの目的は彼女たちの根底にある自己の障害やそれに関連した対象関係の歪みを是正することです。

体重増加を主な目的とした治療法に行動制限療法があります。ANでは著明な痩せが認められるにもかかわらず，行動面ではむしろ活発な人が多いことを利用して，行動制限療法では患者さんの行動管理に取り組み，行動の制限（例えば，自室でのみの活動可，外出禁止など）と摂食行動改善（摂食量増加）を組み合わせることで治療を行っていきます（例えば，摂食量が増加すれば，行動制限をゆるめる）。しかし，なかには行動制限療法を拒否する人もいますから，結局のところ患者さんが自発的に取り組もうとする動機づけの有無が成否を分ける鍵となります。一方，第二の課題に取り組むためには行動制限療法などによって

患者さんがある程度安定した状態になることが前提です。治療的アプローチとしては，支持的あるいは洞察的な精神療法のいずれもが適応となります。また，家族関係を是正するために家族療法も並行して行われることもあります。

② BN の治療

BN の治療の場は AN と異なり，過食・嘔吐の制御困難さや自殺企図，衝動行為などを呈するケースを除き外来治療が主となります。BN の治療において最もよく研究され，かつ治療効果も実証されているものは精神療法的アプローチです。とりわけ過食・嘔吐を標的とした認知行動療法はよく検討されています。その中心人物であるフェアバーン（Fairburn, C.）[12] は BN の低い自尊心，体型・体重に関する考え方，食事制限，過食嘔吐の悪循環モデルを提示し，認知モデルの説明，セルフモニタリングなどを用いて比較的よい治療成績が得られたと報告しています。

他方，力動的精神療法（洞察的精神療法）を適応する治療家も多く存在しますが，力動的精神療法自体が，実証性に不向きなこともあり，その有効性を検証することは困難なようです。しかし，BN の背後には人格障害などを併存していることも少なくないため，人格の再構成を目標とする力動的精神療法を必要とするケースも多いようです。この場合，精神療法は長期間にわたることが多いのですが想像よりもはるかによい効果が得られているようです。

その他，家族療法，集団療法，自助グループなどが上記の治療法とミックスして，盛んに行われています。

予　　後

AN の長期予後を10年単位でみた場合，回復は18％，死亡6％という報告がある一方で[13]，回復率76％，死亡0％という報告までバラツキがあります[14]。しかし，多くの調査では慢性の経過を辿るのは4分の1程度で，多くは最終的に回復するとされます。また，30～50％の AN に過食・嘔吐症状があり，BN に移行する例が頻繁に認められるとされます。

エピソード9 ●食べ続ける学生

　一方，BN の場合は長期的経過に関しては，ほとんど知られていません。ただ，過食症状や部分的症状が恒常化されることも多く，再発のケースもしばしば認められるようです。

> ミニテーマ　摂食障害スペクトル

　無茶喰いエピソードを繰り返すのですが，BN に特徴的な不適切な代償行動を伴わない病態は，無茶喰い障害（Binge-Eating Disorder，以下 BED）と名付けられています。この BED は，摂食障害の一つのタイプとして現在認知されつつあります。BED は BN と同様，抑うつや不安，不快な気分を引き金として生じることが多いようです。BED の人は過去に繰り返し失敗したダイエット経験を持っています。しかし，節食努力の放棄のため，BED の人は肥満体型を示すことになります。また，心理面では自己嫌悪，身体の大きさに対する嫌悪，対人関係上の過敏さなどを認めます。
　一方，肥満は臨床的に BMI が24以上（確実には26以上）である場合をいいます。この肥満者を摂食障害という枠組みの中でどのように位置付けるかという問題は今までのところ充分に検討されているわけではありません。しかし，BED のような病態を考えるならば，少なくとも肥満を摂食障害の背景要因や合併症と捉えることは可能であると考えられます。すなわち，AN, BN や BED，さらには肥満という病態は連続性をもった疾患として捉えることができると思われます（図M-6）。

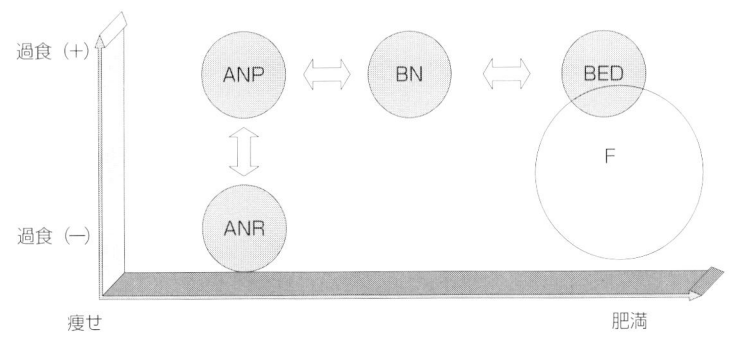

図M-6　摂食障害スペクトル

▶ ANR は神経性無食欲症，制限型，ANP は神経性無食欲症，無茶喰い・排出型，BN は神経性大食症，BED は無茶喰い障害，F は肥満症を表しています。

EPISODE 10

自殺企図，そして，薬と男の日々

● 境界性人格障害 ●

EPISODE 10

自殺企図，そして，薬と男の日々

25歳　留美子　フリーター

　留美子さんは病院から投薬されていた安定剤を服薬せずに溜め込み，一気に30錠ほど飲み，そして，かみそりで左手首を切る（リストカット）という自殺企図が原因で入院となりました。もうこれで，5回目の入院です。いずれも，今回と同じような自殺企図が生じたための入院です。

　留美子さんは裕福な家庭で育ち，金銭的には何不自由なく暮らしています。今回，ご両親が海外旅行に出かけたため，一人っ子の留美子さんは，自宅でたった一人になり，気分が沈み，非常にさみしくなったため，安定剤の多量服用，リストカット，それから，いつものように病院へ「これから死にます」と電話をかけたのでした。そして，その後，病院の方から救急車を頼み，入院という事態になったようです。

　まず，子どもの頃の留美子さんの話から始めましょう。

　中学生までの留美子さんは特に大きな問題はなく，むしろ成績も優秀で，両親にとっても扱いやすい子どもであったようです。ところが，高校入学を境にしてこれまで大人しく親のいうことをよく聞く子どもであった留美子さんは，少しずつわがままで気分のムラが激しい性格に変わっていきました。高校1年生の夏休み，留美子さんはいわゆる"ヤンキー"の青年と付き合い始め，そして，性的にも乱れ始めていきます。シンナーなどに手を出し始めたのもこの頃からです。両親は，彼女の様子をみて，なだめたり，怒ったりして，その状態から脱するように必死に努力してきました。しかし，当時の留美子さんは反抗的で，些細なことで親に暴力を振るうなど一向に埒があきません。

　その後も，留美子さんは男友達と深夜まで遊びまわり，学校も欠席しがちとなり，と

エピソード10●自殺企図，そして，薬と男の日々

うとう高校2年生の春には退学となってしまいました。高校中退後も留美子さんはやはり勝手気ままで，男友達と遊びまわっているといった生活が続きます。また，友人関係もわがままのためか，すぐにけんか別れとなるのが常でした。

留美子さんの最初の入院は19歳のときです。比較的長く付き合っていた数少ない女友達と男のことでけんか別れをしてしまった直後に手首を切ったことが入院の理由です。

入院の後，留美子さんはとりあえず通院治療をまがりなりにも受けているのですが，しばらくすると，通院の間隔は不定期となり，その後は気が向いた頃にふらっと受診するといったことの繰り返しとなっていきます。

ある面接時の留美子さんの様子をお話しましょう。

留美子さんは両親，とりわけ母親が干渉し過ぎると非難することが多かったのですが，その一方で，家族が自分を見捨てていると泣き叫ぶこともしばしばでした。また，私に対しても素晴らしい医者であると賞賛を与えてくれることもあるのですが，その舌の根も乾かないうちに些細な事柄から最低の医者であると罵るのです。留美子さんは気分のムラが激しく，そして，容易に抑うつ的となります。

こんなわけで（何回かの短期入院によって中断されたのですが），基本的には留美子さんとの間にはこれまで良好な信頼関係が構築されず，外来治療は停滞したままでした。

そこで，今回の入院は思い切って長期の6カ月としました。当初は病棟で他の患者や病棟スタッフとのけんかなどが絶えませんでした。また，早く退院したいとしきりに訴えていました。しかし，3カ月を過ぎる頃から，留美子さんは次第に協調的となり，他患者と仲良くするようになっていきます。さらに，病院の社会復帰活動にも積極的に参加し，入院の最後には回復期にある一人の患者さんと仲良くなり，2人でアパートを1部屋共有することになります。現在留美子さんはパートタイムの仕事も見つけ，外来患者として週に1度の治療を続けています。

留美子さんは主として支持的精神療法（教育，奨励，勇気づけ）に反応しましたが，一番効果があったと思われたことは長期間の入院です。このことで無理やりですが，両親から留美子さんを離すことになり，それが，お互いにとって，傍に居なくてもうまく生きて行けることを再認識させたようでした。

エピソード10の留美子さんは境界性人格障害（Borderline Personality Disorder）であると思われます。

人格障害

人格とその障害

ある人をいろいろな社会的状況あるいは個人的状況の中で観察し続けたとしましょう。そうすると，その人らしい感情，思考あるいは行動のある一定のパターンを見て取ることができると思います。このような，その人がもつ認知（思考），感情，対人機能，衝動のコントロール性といった内的体験や行動の持続的様式を人格（Personality）と呼びます。なお，人格と関連の深い用語に性格（Character）や気質（Temperament）がありますが，人格要素の中でより環境的要因の影響が強い側面を性格，より遺伝的影響が強いものを気質とここでは定義することにします。

人格障害（Personality disorder）とは，その人が属する文化あるいは社会において，その人格ゆえに自らが悩んだり，社会的，職業的あるいは対人的機能に障害を引き起こすような著しい偏りのある人格の状態をいいます。なお，青年期あるいは成人早期までは人格の発達過程にあると考えられていますので，臨床上（便宜上），人格障害の診断は青年期以降の人に適応されます（表10-1）。この人格障害という用語が我が国で使用され始めたのはDSM-Ⅲ（精神障害の分類と診断の手引き，第3版）が邦訳されてからのことです。

人格障害概念の歴史的変遷

人格障害を精神障害全体の中で，どのように位置付けるかという問題はかなり頭を悩ませるところです。歴史的にみると，人格障害を精神疾患と正常の中

表10-1 人格障害の全般的診断基準

A. その人の属する文化から期待されるものより著しく偏った，内的体験および行動の持続的様式。この様式は以下の領域の二つ（またはそれ以上）の領域に現れる。
  (1) 認知（自己，他者，および出来事を知覚し解釈する仕方）
  (2) 感情性（情動反応の範囲，強さ，不安定性，および適切さ）
  (3) 対人関係機能
  (4) 衝動の制御
B. その持続的様式は柔軟性がなく，個人的および社会的状況の幅広い範囲に広がっている。
C. その持続的様式が，臨床的に著しい苦痛または，社会的，職業的，または他の重要な領域における機能の障害を引き起こしている。
D. その様式は安定し，長期間続いており，その始まりは少なくとも青年期または成人期早期にまでさかのぼることができる。
E. その持続的様式は，他の精神疾患の現れ，またはその結果ではうまく説明されない。
F. その持続的様式は物質（例：乱用薬物，投薬）まはた一般身体疾患（例：頭部外傷）の直接的な生理学的作用によるものではない。

▶ DSM-IV から抜粋。

間に位置するとする考え方やそうではなく精神疾患とは別の次元にあるとする考え方があるようです。

クレッチマー（Kretschmar, E.）[1]は当時の代表的な三つの精神病（統合失調症，躁うつ病，てんかん）患者の体格と性格に関する調査研究から，体格→気質→精神病質→精神病といった連続性を仮定しました。クレッチマー*によれば，統合失調症の患者さんは細長型の体型が多く，彼らは非社交的，内気で敏感と鈍感という両極間で様々な「感受性比率」を示すという統合失調気質をもっているとしました。そして，その極端な場合が統合失調病質であり，さらに，それは統合失調症に移行する場合があるとしました。クレッチマーがいう統合失調病

---

*クレッチマーは体型を細長型，肥満型，闘士型，発育異常型に分け，統合失調症と細長型に一定の関係があることを見出しました。細長型は統合失調気質（内気，小心，無口，非社交的，神経質，真面目という面と冷淡，無頓着，鈍感という面［精神感受性比率と呼ぶ］）をもち，それが高ずると統合失調病質に，肥満型は循環気質（社交的，善良，情が深いという基本特徴に明朗，ユーモア，活発，熱しやすいと言葉数が少ない，物静か，気重，物柔らか［気分素因性比率］）であり，それが循環病質に，そして，これが増幅されると躁うつ病になるとしました。また，闘士型では粘着気質（粘着，動揺が少なく魯鈍，繊細さがなく，機敏さに欠く［粘着性精神比率］）であり，その進展がてんかん病質となるとしました。

質は今でいう人格障害の一つといってよいと思います。このように，クレッチマーは人格障害的なものを正常者と精神病者の中間に位置付けたのです。

一方，人格障害を精神疾患とは別の次元であるとする捉え方の代表者としてはシュナイダー（Schneider, K.）[2]を挙げることができるでしょう。彼は平均概念（この場合は人格特性の平均からの偏りが異常人格であるとする）によって，人格を正常な人格と異常な人格に分け，さらにその異常人格のうち，「その異常性のために自分自身が悩み，あるいは社会が悩むもの」といった価値基準に合致するものを精神病質（Psychopathy）と呼びました。シュナイダーのこのような考え方は，後に述べる現在の人格障害の概念にほぼ合致しているようです[3]。

また，精神医学とは別の領域における人格の研究をみると，心理学者のアイゼンク（Eysenck, H.）[4]はMPI（Maudsley Personality Inventory：モーズレイ人格検査）を用いて，外向性―内向性（E-I），神経質（N）および精神病質（P）の3次元で人格を判断することを提唱しました。また，同じく社会心理学者のミロン（Millon, T.）[5]は人間の行動パターンを「受動性」と「積極性」という二つの極をなすものと，対象に対する四つの態度（依存性，独立性，両価性，離反性）によって，2×4，計八つに人格を類型化しました。このミロンの分類はDSM-Ⅳの人格障害分類の基礎となっています（図10-1）。

なお，近年，人格を生物学的要素も含めて，考えようとする新しい動きがあります。例えば，クローニンジャー（Cloninger, C.）[6]は人格構成の要素である気質を新奇性追求，損害回避，報酬依存という3要因から考え*，それぞれ，ドーパミン，セロトニン，ノルアドレナリンといった神経伝達物質が関連していると仮定しました。このように人格障害研究は脳科学の新しい知見などを踏まえて，さらなる発展が期待されるところです。

人格障害の診断と分類

DSM-Ⅳによる人格障害の診断は認知，感情性，対人機能及び衝動の制御の

＊クローニンジャーは後に固執を加えて4要因としています。

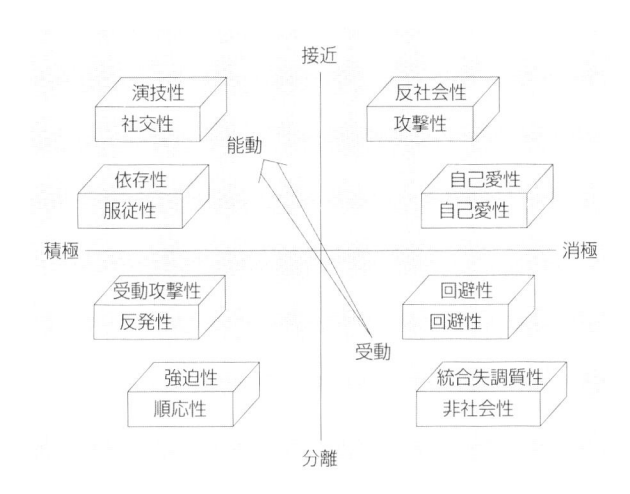

エピソード10 ● 自殺企図，そして，薬と男の日々

図10-1　ミロンの人格障害概念
▶各四角の上方は，人格障害名，側面はミロンの示した名称です。

4領域の様式からなされます。加えて，それらの持続様式には柔軟性がなく，それが様々な状況の広範囲に及んでおり，そのためその人に著しい苦痛を与えているかあるいは社会的諸機能の障害を引き起こすことが診断上必要とされます（表10-1参照）。なお，各々の人格障害の閾値（診断基準）に達しないものの，そのような特徴をもつものを人格傾向と呼びます。

DSM-Ⅳでは，人格障害は境界性人格障害も含めて10の人格障害を取り上げています。そして，これらは臨床症状から三つのクラスター（群）に分類されています（表10-2）。

① A群

A群には妄想性，統合失調質，統合失調型人格障害が含まれます。

妄想性人格障害（Paranoid Personality Disorder）の患者さんは充分な根拠がないのに，他の人が自分を利用している，傷つけている，欺いていると考えます。このような他人の動機を悪意のあるものと解釈する妄想的認知様式は妄想性人格障害に特徴的なものといえます。

表10-2 人格障害の分類と特徴

A群人格障害	
妄想性人格障害	他人の動機を悪意のあるものと解釈するといった不信と疑い深さ
統合失調質人格障害	社会的関係からの遊離および感情表現の範囲の狭さ
統合失調型人格障害	親密な関係で急に不快になること,認知的,知覚的歪曲,行動の奇妙さ
B群人格障害	
反社会性人格障害	他人の権利を無視しそれを侵害する。
境界性人格障害	対人関係,自己像,感情の不安定および著しい衝動性
演技性人格障害	過度な情動性と人の注意をひこうとする
自己愛性人格障害	誇大性,賞賛されたいという欲求および共感の欠如
C群人格障害	
回避性人格障害	社会的制止,不適切感および否定的評価に対する過敏性
依存性人格障害	世話をされたいという過剰な欲求のため従属的でしがみつく行動を取る
強迫性人格障害	秩序,完全主義,および統制にとらわれている

　統合失調質人格障害（Schizoid Personality Disorder）の患者さんは家族を含めて親しい関係を望みませんし，また親しまない傾向があります。すなわち，社会から遊離し，対人関係での感情表現が乏しいという特徴を示します。

　統合失調型人格障害（Schizotypal Personality Disorder）はより統合失調症に近いとされるもので，奇妙な思考内容や会話，行動や振る舞いが変わっているといった認知や知覚の歪曲，行動の奇妙さが認められます。

　これらA群の人格障害の特徴を一言でいえば「奇妙さ」という言葉がピッタリするといえます。

② B群

　B群には境界性人格障害の他，自己愛性（次のエピソード11で述べます），反社会性および演技性人格障害が含まれています。

　反社会性人格障害（Antisocial Personality Disorder）の患者さんは他人の権利を無視し，それを侵害することが多く，攻撃的で衝動的なことが多く，無責任な行動が目立ちます。そのため，結果的に犯罪に染まる傾向が多く認められます。

　演技性人格障害（Histrionic Personality Disorder）者は過度な情動性と人の注

意を常に引こうとする傾向を持っています。そのため、自分が注目の中心にない状況では不快を感じることが多いとされます。

これらB群の全体の特徴は劇的な感情性であるといえます。

ミニテーマ 器質性人格変化（障害）

身体疾患、例えば脳疾患、脳損傷、脳機能不全によって人格変化が生じることはしばしば認められるところです。この人格変化は以前の人格が先鋭化されたものが多く、感情と衝動の制御障害が基本的特徴と考えてよいでしょう。

表M-2にICD-10[7)]による器質性人格障害の診断基準を示しましょう。

表M-2　器質性人格障害（Organic Personality Disorder）

この障害は習慣的な病前の行動パターンの顕著な変化によって特徴づけられる。情動、欲求、衝動の表出がとくに侵される。いわゆる前頭葉症候群に認められるように、起こりそうな個人的および社会的結果を計画し予想するような領域において主に、あるいはそのような領域のみにおいて、認知機能が障害されることがある。しかしながら、現在この症候群は前頭葉の病変だけでなく、脳の他の限局した領域の病変でも生ずることが知られている。

確定診断には、確認された既往あるいは脳疾患、脳挫傷あるいは脳機能不全の他の証拠に加えて、次の特徴のうち二つあるいはそれ以上がなければならない。

(A) 目標を目指した、とくに長い時間を要し、満足を先にのばさなければならない活動を我慢して行う能力の持続的な減弱。
(B) 情動の易変性、浅薄で動機のない陽気さ（多幸、不適切な冗談）、易刺激性あるいは短時間の怒りと攻撃性の爆発へと変わりやすいことで特徴づけられる情動的行動の変化、無感情がより支配的な症状である症例もある。
(C) 欲求と衝動の表出がその結果や、社会的習慣を無視して起こりやすい（患者は、たとえば、窃盗、不適切な性的接近、貪食というような非社会的行動にふけったり、自らの衛生にかまわない）。
(D) 猜疑あるいは妄想様観念化、および／または単一で、通常は抽象的な主題（たとえば宗教、「正」と「悪」）への過剰な没頭の形式をとる認知障害。
(E) 言語表出の速さと流れの著しい変化が見られ、迂遠、詳細すぎること、粘着性、具体的すぎることという特徴がある。
(F) 性行動の変化（性欲減退あるいは性的好みの変化）。

③　C群

　C群には回避性，依存性および強迫性人格障害が含まれます。C群に共通していることは不安や恐怖を感じているということです。

　回避性人格障害（Avoidant Personality Disorder）は社会的引きこもり，否定的評価に対する過敏性がありますから，批判や拒絶を恐れ，重要な対人接触のある職業活動からの回避がみられることが多いようです。屈辱，羞恥心がキーワードといえます。

　依存性人格障害（Dependent Personality Disorder）では，世話をされたいという欲求が強すぎるため，従属的に他者にしがみつく行動をとります。自分の人生の主要な領域での責任を他者に引き受けてもらおうとする要求が依存性人格障害者の特徴となります。

　強迫性人格障害（Obsessive-Compulsive Personality Disorder）者は秩序，完全主義およびコントロールすることに囚われています。彼らは細部にこだわり，他者に仕事を任すことができないでいます。

　なお，強迫性障害と強迫性人格障害の違いは，一般に，強迫症状が強迫性障害者では自我異和的なものである（そのことを悩む）のに対して，この強迫性人格障害では自我親和的（そのことを悩まない）であるところであるとされます。

　操作的な診断基準システムであるDSM-Ⅳによる人格障害の診断では，人格障害に該当する項目が満たされることによってなされるわけですから，ある患者さんに二つ以上の人格障害があると診断することも当然あり得ることです。これは操作的診断基準の欠点ともいえ，今後の課題といえるでしょう。

エピソード10●自殺企図,そして,薬と男の日々

● 境界性人格障害 ●

名前の由来と疫学

1930年代から1940年代にかけて,統合失調症と診断できるほどではないが,神経症として,精神分析療法を行うにはあまりにも思考過程が障害されている一群について,ホックとポラーチン（Hock & Polatin）[8]は偽神経症性統合失調症と名付けました。そして,そのような一群は統合失調症の軽症例,あるいは中間的状態と捉えられ,境界例（ボーダーライン）と呼ばれました。すなわち,境界性人格障害の境界性という用語は当初この病態が精神病（統合失調症）と神経症の境界に位置すると考えられたときの名残りの名称といえるのです。しかし,その後,グリンカー（Grinker. P.）[9]はこのような患者群の系統的観察を行い,その臨床データを分析した結果,彼らには自己同一性の失敗,依存的関係,抑うつ状態,際立った怒りの表現といった特徴が認められ,同時に,それらは統合失調症には移行しないことが確かめられました。

境界性人格障害の有病率はおおよそ1～2％で,性差に関しては,女性は男性の2倍であると推定されています。精神科外来患者の約10％にこの障害があるとする報告もあります。人格障害のうち,最も頻度が高く,全人格障害者の[12]30～60％が境界性人格障害であると推定されています。

症状と診断

境界性人格障害の患者さんは気分が変わりやすく,この変化は数時間,極端に言えば,一瞬で変化することもあります。ある時は多弁で攻撃的となりますが,ある時は抑うつ的となったり,何も感じないと述べたりします。この抑うつ症状はうつ病者の罪責感,自責感と異なり,慢性的な退屈感,空虚感,孤独

表10-3　境界性人格障害の診断基準

対人関係，自己像，感情の不安定および著しい衝動性の広範な様式で，成人早期に始まる。以下のうち，5つ以上で示される。 (1) 現実あるいは想像の中で見捨てられることを避けようとする気違いじみた努力（注5を除く） (2) 理想化とこき下ろしの両極端で揺れ動く不安定で激しい対人関係様式 (3) 同一性障害：著明で持続的な不安定な自己像，自己感 (4) 自己を傷つける可能性のある衝動性（浪費，性行為，物質乱用，無謀な運転，むちゃ喰いなど）（注5を除く） (5) 自殺の行動，そぶり，自傷行為の繰り返し (6) 顕著な気分反応性による感情不安定（通常2〜3時間持続するが2〜3日も続くことがない，不快気分，いらいら，不安） (7) 慢性的な空虚感 (8) 不適切で激しい怒り，怒りの制御が困難（かんしゃくを起こす，いつも怒っている，取っ組み合いのけんかなど） (9) 一過性のストレス関連の妄想様観念や重篤な解離症状

▶ DSM-IV から抜粋。

感が特徴的であるとされます。境界性人格障害の患者さんの感情状態を一言で言うならば，感情の不安定さと怒りの表出といっていいでしょう。

境界性人格障害者は見捨てられ不安（マスターソン（Masterson, J.）[10]）が強いため，その防衛として気も狂わんばかりの努力で自己を確認する行為に及びます。境界性人格障害者は孤独に耐えることが難しく，周囲の人を感情的に巻き込むことが多いようです。しかし，逆に，周囲に巻き込まれることもあります。そのため，他の人が近づくことに怯えたり，引きこもることもあります。

対人関係も同様に不安定で，他人を過剰に理想化すると思えば，逆に過小評価するといった極端な変化が見られます。

この気分や対人関係の不安定さは自傷行為，自殺企図，性的乱脈，衝動的な消費行動，薬物乱用といった衝動行動に走らせる要因にもなります。実際の臨床場面ではこのような衝動行為のため外来を訪れることが多いのです。なお，時として，妄想反応，解離症状などが一過性に出現することもあります（表10-3参照）。

力動的理解

ガンダーソン（Gunderson, J.）[11]やグリンカー[9]らは臨床的な症状から境界性人

エピソード10 ■自殺企図，そして，薬と男の日々

表10-4 三つの人格水準

人格構造水準	自・他の分化	よい自己と悪い自己の統合	主要な防衛機制	主要な感情
神経症性	達成	達成	抑圧	不安・罪責感
境界性	達成	未達成	分裂	空虚・抑うつ
精神病性	未達成	未達成	断片化	

格障害の診断を考えたのですが，カーンバーグ（Kernberg, O.）[12]は精神分析的観点から境界性人格障害を考察しました。彼は人格構造を神経症，境界例，精神病の三つの水準で捉え，その判断基準を，①自己と他者の分化がなされているかどうか，②よい自己と悪い自己が統合されているかどうか，という2点で峻別しました。すなわち，精神病水準の人は自他の分化が未達成であり，よい自己と悪い自己が統合されていないため，自己が断片化されやすく，妄想などといった被害的防衛機制を用いるとしました。一方，神経症水準の人は，自他の分化が充分なされ，自己も統合されているため抑圧などの防衛機制を働かせることで不安などが生じると指摘しました（表10-4参照）。それに対して，境界例水準では自他の分化はなされていますが，よい自己と悪い自己の統合が不充分であるため，分裂といった機制を用いやすいとカーンバーグは考えました。さらに，彼は境界性人格構造（Borderline Personality Organization，以下 BPO）という概念を考え，それが境界例（境界性人格障害）における特徴であると述べています。BPO の指標として，カーンバーグは，不安耐性の欠如，衝動制御能力が乏しく昇華する手段が未発達といった非特異的な自我の脆弱性，一次過程思考，分裂，原始的理想化，原始的な投影同一化，否認，全能感と脱価値化（ミニテーマ 対象関係論と対人関係の病理 参照）といった防衛機制と病的に内在化された対象関係を挙げています。

さらに，カーンバーグはマーラー（Mahler, M.）[13]の発達理論を援用して，境界性人格障害者では共生期の時期は通過しているため自己と対象の区別は可能であるが，分離─個体化の段階に留まっていると考えました。マーラーによればこの時期は，幼児が母親のいなくなることを心配するあまり母親を探し求める時期とされます。これが大人において再現されると，例えば，孤独に耐える

ことができず見捨てられることを極端に恐れ，それを防衛するために様々な行為に走るといった境界性人格障害の症状を呈することになると彼は考えたのです。

成　因

人格の定義は先に述べましたが，別の観点からみれば人格形成は生物学的素質（遺伝的要因）と環境的要因の相互作用の結果として理解することもできます。生物学的素質の要因についてはまだまだ実証的な研究結果が充分とはいえませんので，ここでは体質的素因と母子関係を中心とした環境的要因について解説します。

カーンバーグは境界性人格障害の原因として過剰な口愛期の攻撃性，それを中和する能力の欠如といった体質的素因を原因として挙げています。それに対してマスターソンは母親自身が境界性人格障害あるいはその傾向を持ち，その母親の見捨てられ感が子どもの発達を阻害すると主張しました。一方，境界性人格障害者の家族関係の特性を調べた研究では，家族内の世代間境界が曖昧で家庭内の役割規定が不明確であり，家族関係において怒りや敵意といった激しい感情が表出されやすく，また，サポートも充分でないことが指摘されています。とりわけ，母親の養育態度は愛情が不足しており，過保護で支配的であることが明らかになっています。さらに発達期に性的，身体的虐待を受けたと訴える境界性人格障害の患者さんが多いことも明らかとなっています。

治　療

① 精神療法

境界性人格障害に対する精神療法の目標は自我の再構築と内的対象世界の修正が念頭に置かれます。境界性人格障害の精神療法に関してワルディンガー（Waldinger, R.）[14]は安定した治療構造の確立，受身的な治療態度の回避，怒りを包み込むこと，自己破壊的な行動の直面化，感情と行動の関連性の確立，限界設定，今ここでの話題に介入の焦点をあて続けること，逆転移の経時的な把

握の八つを精神療法の基本的原則として挙げています。

　安定した治療構造の確立のためには，少なくとも明確な面接回数の取り決め，その遵守などが必要です。境界性人格障害患者の治療では治療者は黙しがちな態度で接するのではなく，むしろよくしゃべることで治療同盟が促進されると考えられています。面接中，境界性人格障害者は怒りをしばしば表出しますがそれに対してその怒りを包み込むこと（コンテイン：Contain）が治療者には要求されます。この怒りや反抗的態度は治療者に逆転移感情を生じやすい状況を常に生み出します。この怒りを包み込む場合，治療者自身がこの逆転移感情を充分に理解することも大切です。

　境界性人格障害の破壊行動には直ちにその問題に直視させることが必要です。このような行動の背後にある感情を理解させることを促すように働きかけることで，その連鎖を断ち切らなければなりません。また，自殺企図などのような自己破壊的な行動が著しい場合，家族など近しい人との関係が極端に悪化している場合，あるいは母親との母子分離不全に対して現実的な分離状態を引き起こさせるなどのためにやや強制的ではありますが，入院が適応となる場合があります（入院6カ月以上の長期入院で比較的良い治療経過が得られるとの報告があります）。

　境界性人格障害の患者さんはもともと人との協力関係を築くことが苦手ですから，暖かさや首尾一貫した治療態度で接することも治療者には要求されます。観念的なやりとりではなく，「いまここで」の話題を取り扱うこともまた大切なことといえます。

② 薬物療法

　境界性人格障害者に対する薬物療法の効果は一般的に充分とはいえませんが，一過性の精神症状や衝動行為には抗精神病薬が有効です。ただし，外来等で薬物を投与した場合，境界性人格障害者は服薬遵守することが少なく，自殺企図のための過量服薬による手段ともなりえますし，薬物依存に発展する可能性があること，また服薬を巡る治療者との対人コントロールの手段となりうること

> **ミニテーマ** 対象関係論と対人関係の病理

　対象関係論では人（自己）と他者（対象と呼びます）の関係性に注目します。フロイドの考え方を基本的に踏襲する自我心理学がその人の欲動を第一義なものとして重要視した考え方とこの点で対照をなしています。ただ，この人間関係性は現実的な人間関係を示しているのではなく，あくまでもその人の心の中に内在化された人間関係のパターンであるところが味噌です。対象関係論はクライン（Klein, M.）の考え方に端を発しています。彼女は乳児研究から，最初，乳児はお乳をくれる母親とお乳をくれない母親が同じ母親であることを認識できず，良い母親という対象と良い自己，悪い母親と悪い自己のセットが分離，分裂しており（これを妄想―分裂ポジションと名付けました），その後，それが同じ母親であるという全体対象であることに気づき，罪悪感が生じる（この状態を抑うつポジション*と呼びました），と考えました。この二つのポジションは単に発達的な課題であるだけでなく，大人になった私たちの生活においても再現されていると現在，考えられています。普通の状況下では，私たち大人は抑うつポジションにあると考えられますが，例えば，けんかなどといったストレス状況などでは，妄想―分裂ポジションに移行することがしばしば認められます。この妄想―分裂ポジションが恒常的に生じる病態が境界性人格障害の患者さんなのです。

　妄想―分裂ポジションの状況下では，人は分裂（スプリッティング：Splitting）と呼ばれる原始レベルの防衛機制を用いて対象や自己をいくつにも分けて認知します（これは不安や罪悪感を回避しようとする手段なのですが，心的エネルギーはこれに費やされるため成長のためのエネルギーが奪われ，結果的に自我は脆弱なままとなります）。そして，この分裂した対象は

＊抑うつポジションに依存する防衛機制は，継時的に心理的重圧に持ちこたえられるものが多いとされます。例えば，抑圧や成熟した形の同一化，取り入れなどが挙げられます。

外界に投影され，すべて良いものあるいは逆にすべて悪いものとして外的対象は認識されます。そこでは理想化（Idealization）〈すべて良いものとして相手を認知します〉，価値下げ（Devaluation）〈すべて悪いものとして相手を認知します〉あるいは，否認（Denial）〈不快な現実を意識レベルでは知覚するが，それを認識しないことです。悪い部分を否認することによって自己を守ることができます〉や投影同一化（Projective identification）と呼ばれる原始的防衛機制が働きます。投影同一化とは，①自己の悪い部分や内的対象の一部や不快感情を相手に投影し，②相手は無意識の内に投影されたものに同一化し，投影された自己の部分のように感じたり，自分のように相手を自分の内部からコントロールしようとし，③投影された素材は心理的に加工され，再取り入れされるという心的現象をさします。その結果，相手は②のために非常な不快感や怒りなどを感じることになり人間関係をまずいものに仕立てるもととなります（図M-7）。すなわち，この妄想―分裂ポジションにあることの多い境界性人格障害ではこのようなまずい対人関係が繰り返されるわけです。

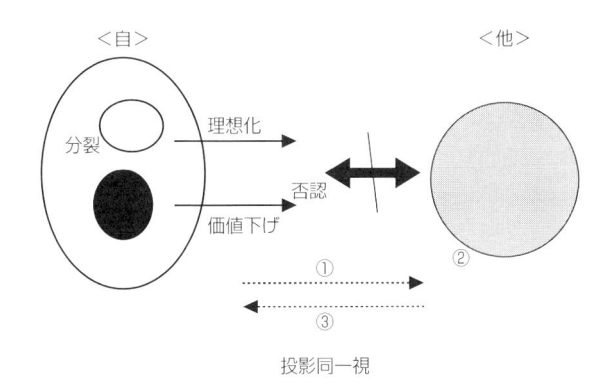

図M-7　境界性人格障害の対人関係機能（妄想―分裂ポジション）

▶○は良い自己―対象関係パターン，●は悪い自己―対象関係パターンを示しています。なお，灰色の部分はほどよい（抑うつポジション）自己―対象関係パターンを意味します。

に注意する必要があります。

③　家族療法

　家族療法的なアプローチも重要な治療といえます。家族への介入は症状形成とその維持について家族の役割がどの程度であるかを同定することがその第一歩です。実際には，家族との接触は入院等により家族と面接する機会によって家族療法を開始することが多いようです。

　なお，過干渉の家族力動が同定された場合はその分離が目標となるのですが，一緒にいたいという家族の欲求に共感しつつ対応しなければなりません。でなければ，親自身がパニックとなったり，攻撃的なものとみなされることになりかねません。

経過と予後

　基本的には，境界性人格障害の人は他の精神障害，例えば，統合失調症に移行することはありません。ストーン（Stone，M.）[17]の長期的な予後調査では治療開始後10年で4分の3が軽快したという報告があります。社会適応は比較的良好で，統合失調症よりもうつ病のそれに近いとされます。また，別の予後研究では，予後的に親密な対人関係を結べるタイプと対人関係を避けるタイプの二相性になっていたという報告もあります。

EPISODE 11

美青年

自己愛性人格障害

EPISODE 11 　美 青 年

21歳　洋輔　大学３回生

　21歳の大学生洋輔君が両親と一緒に外来を受診してきました。洋輔君は，面接のはじめから，「自分には何も精神的な問題はありません。両親の方が勝手に受診の予約をしたため，仕方なしにやってきたのです」と語りました。「両親はいつも自分のことを心配しすぎで，両親のうるさいのから逃れたいために，受診を承知しただけだ」というのです。
　洋輔君は「僕は確かに両親に経済的には依存しているのでしょうが，気持ちの上では全く依存していませんよ」と堂々と述べます。

　面接では洋輔君と両親から，次のような話を聞き出すことができました。
　洋輔君は，大学の科目でＡではなく，Ｃとひどい点数をつけた何人かの先生について虚偽の噂を流したといいます。その内容は，その先生たちが学生から密かにお金を受け取り，その学生が受講した科目にＡ評価をつけたといったものでした。そのことで両親に連絡がいき，それが受診に結びついたのです。
　そのことに対して，洋輔君は，この噂を言いふらしたことを否定しませんでしたが，この問題は取るに足らぬことであり，それは誇張されすぎていると主張し，全く意に介していないようでした。むしろ，部活での洋輔君の活躍振りが見落とされていると憤慨しているふうでもありました。

エピソード11 美青年

　洋輔君は背が高く，格好もよく，おしゃれで，ロンゲの美しいウェーブのある髪をした美青年です。かなり頭もいいほうで，知的な話題や最近の出来事をいろいろと話してくれます。しかし，洋輔君の態度は横柄で決して良い印象とはいえません。私の前ではわざとらしくへりくだっていましたが，密かに私を値踏みしているようです。

　大学での友人関係について洋輔君に尋ねると，「別に，大学での友人といってもね。この大学レベルの学生で僕に合う人はいないんじゃないかな」と平然と語ります。

　本人との面接は実はこのただ1回のみで，その後はお母さんとの面接となりました。洋輔君の母親はきちっとした服装を着こなし率直に物を言う人です。母親によれば，洋輔君は生まれた時から，顔立ちのよい活発な赤ちゃんで，何事にも大変才能がある頭のよい子どもだったそうです。小学校低学年の頃からすでに，仲間と遊んだり，交流したりすることは洋輔君にはほとんどなかったようです。しかし，成績は常にトップであったといいます。

　洋輔君の趣味は小説，音楽，映画ですが，スポーツには全く興味がありません。単独行動が好きでいつも孤独で一人ぼっちでしたが，それに悩むことも全くなかったそうです。母親がそのことについて心配して，洋輔君に尋ねると，洋輔君は「僕は皆と違って選ばれた人間なんだ」と平然と言い放ったそうです。洋輔君は高校では有名な生徒でした。その理由の一つは成績が優秀であるということなのですが，もう一つ，理由があったのです。それは，あまりにも尊大で鼻持ちならぬ人物であると皆から評価されていたことだそうです。

エピソード11の洋輔君の人格は<u>自己愛性人格障害（Narcissistic Personality Disorder）</u>であると考えてよいでしょう。

● 自己愛性人格障害 ●

自己愛

　自己愛（Narcissism）は一般にジコチュー（自己中心主義）あるいは利己主義といった意味合いが強く，あまり良い言葉としては使用されないようです。この自己愛がギリシャ神話のあの美少年ナルシスが水面に写る自己の姿に恋焦がれ，その身を投げ，水辺に咲く水仙の花になった逸話に由来することは周知のことでしょう。

　フロイドは愛着対象の発達過程の中で，この自己愛を自体愛（自分の体をリビドーの標的とすること），から最終的な対象愛へと発展していく途中の段階であると捉えました。すなわち，自己愛は未熟な愛着対象過程にとどまっていると考えたのです。一方，コフート（Kohut, H.）は自己愛が生涯を通じて対象愛とは別に発達を遂げていくものであるとし，自己愛は太古的自己愛から成熟した自己愛へ発達していくといった，自己の形成に欠かすことのできないものであると捉えました。[1]

２つの自己愛

　自己愛をどう捉えるかはその病態理解や治療方法に大きな影響を与えることになります。ここでは，先述したコフートの考え方とそれに対峙するカーンバーグの考え方について述べることにしましょう。

　コフートによれば，子どもは生まれながらに自己主張をもっており，それは自己顕示的な誇大自己によるものであると考えます。そして，それは，自己対

象(Self-object, 主に母親で代表される主要な係わり合いを持つ人)との相互作用の中で, より現実的な成熟した自己愛に成長する(変容性内在化, Transmutual Internalization)としました。そのため, もしかりに, 環境からのほどよい応答に失敗し, 共感不全の状態となると自己愛の発達は停止してしまうことになります。それが自己愛性人格を形成するのであるとコフートは主張しています。そのため, 自己愛性人格の人々はかつて得ることができなかった自己愛を満たしてくれる自己対象を求め続けている人と考えることもできます。

一方, カーンバーグ[2]は病的な自己愛を強調しています。コフートがいう自己愛は発達停止状態にあるという考え方は採用しません。すなわち, 自己愛は正常な幼児的自己愛(愛情, 信頼豊かで現実的なもの)とは異なり, 病的自己愛(非現実的で, 依存されず, 無遠慮で冷たい)であると捉えます。病的自己愛は相手に対する羨望や認め難い依存欲求を防衛するために形成されたとカーンバーグは考えたのです。そのため, 自己愛人格の人は自己の内にある攻撃性や依存欲求を分裂排除し, 外界に投影させ, 相手を軽蔑し脱価値化するといった境界性人格障害の人たちと共通する防衛メカニズムを用いることで, 自己が他のものに依存せず, 満ち足りた存在となっているとカーンバーグは考えました。表11-1にこの二つの自己愛性人格の要点を示します。

表11-1 自己愛性人格障害の2つのタイプ[3]

周囲に迷惑をかける自己愛的な人	過剰に気にかける自己愛的な人
●他の人びとの反応に気づくことがない。 ●傲慢で攻撃的である。 ●自己に夢中である。 ●注目の中心にいる必要がある。 ●送信者であるが, 受信者ではない。 ●明らかに, 他の人びとによって傷つけられたと感じることに鈍感である。	△他の人びとの反応に過敏である。 △抑制的で, 内気で, あるいは自己消去的でさえある。 △自己よりも, 他の人びとに注意を向ける。 △注目の的になることを避ける。 △侮辱や批判の証拠が無いかどうか, 注意深く, 他の人びとに耳を傾ける。 △容易に傷つけられたという感情をもち, 羞恥や屈辱を感じやすい。

▶左が, カーンバーグ的自己愛, 右がコフート的自己愛に該当します。

疫　　学

一般人口では1％未満，臨床的母集団では2～16％と言われていますが，はっきりしたことは不明です。しかし，現代社会は自己愛の時代であると言われており，着実に，その数は増加しているものと予想されます。

症　　状

DSM-Ⅳで示される自己愛性人格障害は表11-1の周囲を気にかけない自己愛のタイプに相当します。その基本的な特徴は自己の誇大性，誰からも賞賛されたいという過度な欲求，共感の欠如です。そのため，自己愛性人格障害者は自慢げであったり，うぬぼれ屋であったり，自分の努力を他の人が賞賛することが当然のことと思っています。彼らは自分が優れており，特別な人間であると思い込み，他の人にもそれを期待します。例えば，一流の人（弁護士，医師など）だけと関わっていること，あるいは有名な団体の会員であることに非常に誇りをもっていますし，また，特権意識のために特別の計らいを要求したりもします。

治療（精神療法）

おそらく精神療法が現在のところ最も重要な治療的手段であると考えてよいと思います。以下に，コフートとカーンバーグの対照的な治療的アプローチについて述べましょう。

コフート的アプローチ

共感がその技法の基礎にあります。患者さんの示す転移現象である鏡転移（相手に自分のよい姿をみること），理想化転移（相手を理想化すること），双子転移（治療者のようになりたい）に治療者は共感しなければなりません。なぜなら，それは親との間でかつて失敗したであろう心的交流をもう一度，練り直すことであることだからです。

ミニテーマ 自己愛構造体

　人格が成熟し，構造化される過程で自己愛対象関係の恒久的な組織化が起こり，心の中で，一つの人格機能として働くものを自己愛構造体（Narcissistic Organization）と呼びます。そして，そこで生じる自己愛対象関係は自己と内的対象が過度に同一化され，一つの融合体を形成している病的な対象関係であると考えられます。すなわち，自己愛構造体は心の成長や豊かさを築くために必要である現実のよい対象を必要とせず，その現実対象に頼っていることを否認し，「自己はそそのままよい対象であり，自己の万能感に浸ること」となり，結果として，人格成熟のために必要な抑うつ不安をワークスルーすることができません（逆に，できなくても大丈夫であると思い込んでいるといった方が正しいかもしれません）。この自己愛構造体は境界性あるいは自己愛性人格障害の患者さんによく見られる病的状態です。

　スタイナー（Steiner, J.）は自己愛構造体，抑うつポジション，分裂ポジションの関係を図M-8のように表現しています。[4]

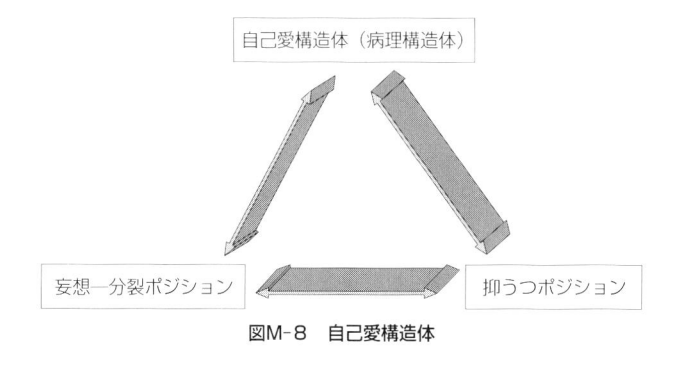

図M-8　自己愛構造体

（頂点）自己愛構造体（病理構造体）
（左下）妄想―分裂ポジション
（右下）抑うつポジション

　「自己を断片化させやすい自己愛患者さんの羞恥心や傷つきやすさに鋭敏であること」とコフートは述べています。理想化を正常な発達要求として受け入れること，患者の言葉を常に額面どおりに受け取り，支えることが重要であり，

患者の体験の肯定的な面を賞賛するなどの技法が推奨されます。治療の目標は，適切な自己対象を同定し，見出す能力を獲得するように援助することにあるといえます。

カーンバーグ的アプローチ

鏡転移や理想化転移は患者の誇大的な自己の投影と取り込みであり，理想化された対象のすぐ傍らには脱価値化されるものがあると転移現象を捉えます。すなわち，これらの転移は軽蔑，羨望など分裂排除された感情に対する防衛とみなしますので，直面化，解釈の技法は欠かせないものとなります。ここでの治療は転移に気づかせ，洞察させるとともに罪悪感と配慮を発展させるように援助することといえます。

EPISODE 12

わが兄弟よ

アルコール依存
アルコール離脱せん妄

EPISODE 12

わが兄弟よ

43歳　辰三　建設作業員

　建設作業員の辰三さんは某総合病院の救急室を受診することになりました。というのは，夜，パート勤めから帰宅した奥さんが，辰三さんの様子がどうも変だと気づいたからです。その予兆は少し前からあったそうです。前日の朝，辰三さんの話の辻褄が合わず，混乱していることに奥さんは気づいていたのですが，また，いつもの酒の飲みすぎで，酔っ払っているのではないかとその時は思ったようです。

　奥さんによると，辰三さんは若い頃から酒が大好きであったそうです。しかし，5年前までは，それなりに働き，酒も仕事が終わってから3～4合程度の量に留まっていました。といっても，辰三さんは度が過ぎた飲酒時には，記憶欠損（ブラックアウト）を残すことがありましたし，奥さんとは飲酒の事で，けんかをし，暴力も振るうこともしばしばあったようですが……。

　辰三さんは仕事の面でも，深酒のため朝起きられず，何度も仕事を解雇された経験をもっています。しかし，幸いなことにバブルの頃でもあったので，その時は，すぐに新しい仕事が見つかったそうです。また，奥さんも少額ですが，パート収入があり，何とか夫婦2人の生活に必要なぎりぎりの収入を得ることができていました。

　これまで，奥さんは再三再四，辰三さんにお酒を飲まないようにときつく言ったり，また時にはお酒を隠したりして，何とか酒を断つように働きかけるのですが，かえって，そのことで夫婦喧嘩が激しくなり，辰三さんはさらなる飲酒行動に走ってしまうのが常でした。

エピソード12●わが兄弟よ

　5年前，仕事を解雇されてからは，辰三さんは失業状態が続いています。それからは，ますます酒量が増え，朝から飲酒し，1日に日本酒に換算して7合以上は飲んでいます。
　家庭面でも，実は現在，20歳になる一人娘がいるのですが，3年前に親子喧嘩をして家を飛び出したままになっています。夜遊びをし，高校に行かなくなった娘といつも酔っ払っている父親の間で，これまでの積もり積もった不満が爆発した結果でした。
　辰三さんは3日前から体調を崩し，実は好きな酒も，食事も全くとれなくなっていたのです。最後の飲酒から2日目の朝，辰三さんは次第に両手の震えが激しくなってくるのを感じました。そのため，タバコの火をつけるのも困難な様子でした。そして，それに伴って，得体のしれない恐怖感も強くなり，訳の分からないことを口走ったり，視線も定まらない状態となっていきました。
　これが，夜勤のある仕事を最近になって始めていた奥さんが帰宅した時にみた辰三さんの様子です。そして，妻はびっくりして，混乱した夫とともに，救急室を受診したのです。

　診察時，辰三さんは不安感や発汗，脈拍も120/分と速く，静止時，粗大な手指振戦や舌の震えがありました。辰三さんは，ほとんどしゃべり続けていたのですが，会話の内容はとりとめがなく話の焦点がありませんでした。例えば，私を医師として正しく認めることもある一方で，別の時には弟と思いこんでいました。この診察の間に2度，辰三さんは私を弟の名前で呼び，いつここに着いたのかと尋ねたりしています。それから，ベッドのシーツの上に見える（私には見えませんが）"うじ虫"をつまみ上げる動作を繰り返し行っていました。時間や場所についての感覚も曖昧で，ここは病院ではなく，近所の家にいると思っているようでした。
　私は，早速治療を開始しました。ディアゼパムという薬物の静脈注射です。その後，同じ薬物の経口薬に切り替え，何とか1週間後には，元の辰三さんに戻すことができました。
　今後は，再発防止のためにも，飲酒問題の解決は欠かせません。辰三さんをアルコール専門病院に紹介したのは言うまでもありません。

エピソード12の辰三さんはアルコール離脱せん妄（Alcohol Withdrawal Delirium）であると考えられます。また，その基礎にはアルコール依存（Alcohol Dependence）が存在していると思われます。

● アルコール依存とアルコール離脱せん妄 ●

アルコール

アルコール（alcohol）は化学式 C_2H_5OH という構造をもつ物質です。また，タバコ，コーヒー，紅茶などとともにアルコールは嗜好品の中の一つとして挙げられています。

　法律上，成人になれば，飲酒することが許されていますが，実際の初飲酒平均年齢は高校生頃というのが実態のようです。ご存知のように，アルコールはビール，日本酒，ウイスキー，ワインなどに含まれています。なお，法律上，アルコール分1％以上の飲み物をアルコール飲料と呼びます。

　日本酒1合，大瓶ビール1本，ウイスキーのダブル，焼酎のお湯割1合に含まれる純アルコールの量はおおよそ同じぐらいで20g強程度です。

　アルコールは後に述べる精神障害のみならず，身体的健康問題，例えば潰瘍，胃腸障害，肝硬変，胎児障害，脳障害，癌，心疾患などのリスクファクター（危険因子）です。また，アルコールの問題は飲酒する本人のみならず，家族的あるいは社会的にも数々の問題が生じます。例えば，児童虐待，配偶者虐待，離婚，暴力のような家族問題，産業事故，短期および長期欠勤など就業上の問題，事故（飲酒運転など），犯罪（他殺，強盗，暴行）のような社会的問題などです。ここでは，それらのことも念頭におきながら，論を進めてみましょう。

疫　学

　我が国での成人飲酒人口は約70％ですが、平成になり飲酒習慣者（週3回以上、1日に日本酒換算で1合以上飲む人）は減少傾向にあります。それでも、アルコール依存症等の患者は約2万人、アルコール性肝硬変などの肝疾患は3万人に上ります。加えてアルコール依存症の予備群と考えられている問題飲酒者は約240万人いると推定されています。

アルコール依存

　アルコール依存の形成には段階があります。のちに、アルコール依存症になる人も、一般の飲酒者と同様に、たまたま出席したコンパや会合のときなどに飲酒すること（機会飲酒）から始まります。アルコールは気晴らしや対人関係を円滑に行うためなど有益な側面もありますが、個人によっては、次第にあるいはストレスなどの緩和のために常習的な習慣飲酒の時期に移っていくことがあります。そして、それは、数年続くようですが、その後、ますます酒量が増え（耐性の形成）、これまでの目的とは異なり、気晴らしなどのための飲酒欲求ではなく、アルコールそのものを欲求するようになります。このような状態は精神依存形成の初期段階と考えてよいでしょう。例えば、夜間にお酒が欲しくて、家中を探しまわるといったアルコール探索行動はこの代表的なものといえます。さらに、例えば、正月や連休の間、飲み続けることで、二日酔いのまま出勤したり、果ては欠勤など社会的な問題が生じるようになっていきます。このように、アルコールの反復的な使用の結果しばしば、仕事、学校などの役割義務を果たすことができないといった社会的非難や社会的機能の障害が生じるような飲酒パターンや、肝障害や肝炎など身体的健康や飲酒後の不快なうつ状態といった精神的健康を損ねることがあらかじめ分っていても飲酒を繰り返す使用パターンが度重なり、飲酒に対するコントロールの喪失がある状態をアルコール乱用と呼びます。

　連続飲酒の間は、食事も摂らず、身体疾患（アルコール関連の身体疾患）が生

じやすくなります。そして，ついにはアルコールさえも受け付けなくなります。その結果，アルコール離脱症状が出現することになります。これが，身体依存の形成された状態です。

離脱症状には，発汗や脈拍の増加といった自律神経系過活動症状，手指振戦，不眠，嘔気，嘔吐，不安，けいれん発作（Rum Fits：ラム酒発作），精神運動興奮，一過性の幻覚などが認められます。以上に述べた経過から，アルコール依存とは，飲酒欲求，強迫的な飲酒行動，耐性の上昇，乱用，離脱症状とそれを軽減するための飲酒などで特徴づけられた状態であることがお分かりでしょう。なお離脱症状は飲酒中断後，数時間から出現し始め，24時間頃に頂点に達し，その後は次第に消退していくのが一般的な経過です。

ところで，アルコール摂取による急性症状の一つにアルコール中毒があります。アルコール中毒とは，アルコールの投与に続いて意識水準，認知，知覚，感情，行動あるいは他の精神生理的な機能が一過性に障害された状態を言います。いわゆるアル中さんとはこのアルコール中毒のことではなく，アルコール依存症者のことをいいますので，用語的には注意を促したいところです。

アルコール離脱せん妄

アルコール離脱せん妄（振戦せん妄）は主として，アルコール依存を基礎にして過労，身体疾患などが加わり，そして，急な断酒によって，粗大な振戦（手指が多い），発汗，脈拍増加などの自律神経亢進症状，それに加えて，幻覚，妄想，興奮といったせん妄状態を呈することをいいます。

幻覚は幻視であることが多く，その内容も小動物視が多いとされます。例えば，床，壁，空中にウジムシ，アリ，ゴキブリなどの小動物が多数うごめいていると患者さんは訴えます。これらの幻覚は現実感が強いため，これらを追い払ったり，逃げ回ったりする行動がよく観察されます。また両眼を閉眼させ，眼球圧迫し暗示をさせると幻視が出現するリープマン（Liepmann）現象も認められます。興奮は夜間に多く，不穏で絶えず動き回ったり，また，自分の職業に関連した行動，例えば，大工さんであれば，カンナで木を削るような動作を

ミニテーマ　アルコール代謝と日本人

アルコールは主に小腸（70〜80％）で吸収され，速やかに血管に入り，大部分（90％）は肝臓で分解されます。分解には2段階あって，最初の段階で，アルコールはアルコール脱水素酵素系ADH（alcohol dehydrogenase）あるいはミクロゾームエタノール酸化系MEOS（microsome ethanol oxidizing sytem）という酵素の働きで，まずアセトアルデヒド（CH_3CHO）が生成されます。このアセトアルデヒドは末梢血管拡張作用や交感神経刺激作用など，きわめて毒性が高いため，速やかに次の段階で水と二酸化炭素に分解されます。その時，働く酵素が，アセトアルデヒド脱水素酵素ALDH1型とALDH2型です。日本人の約40％の人々では，このALDH2型の遺伝子が正常なNN型ではなく，酵素の働きの乏しいDをもつ，ND型（3割）か，DD型（1割）であり，充分にアセトアルデヒドを分解することができません。顔が赤くなったり（フラッシング），酒を飲むとムカムカする人がいますが，それはこのためであると考えられています。

また，ADHにも遺伝的に5つのタイプに分かれます（アイソザイムと呼びます）。そのうち，ADH2型には個人差，民族差があることが知られています。ADH2型はβ_1とβ_2のサブユニットから成っていますが，β_2はアルコール分解能力がβ_1に比べて大きいことが分っています。日本人は欧米人に比べて，このβ_2を持つ$\beta_1\beta_2$型（4割）か$\beta_2\beta_2$型（4割）の人が多いことが知られています。したがって，図M-9のように，日本人は酒の非常に弱い人から酒の非常に強い人までヴァリエーションに富んだ民族であると考えることができます。

図M-9　酒の強さと分解酵素の関係[1)]
▶ NN型，ND型，DD型のDはALDH$_2$の分解能力が欠損していることを示しています。

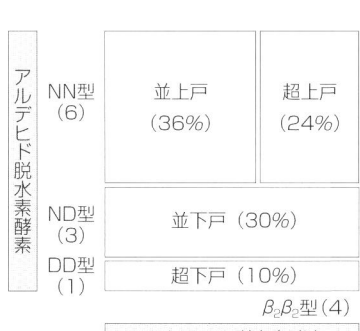

アルデヒド脱水素酵素			$\beta_2\beta_2$型（4）
NN型（6）	並上戸（36％）	超上戸（24％）	
ND型（3）	並下戸（30％）		
DD型（1）	超下戸（10％）		
	アルコール脱水素酵素		

繰り返すこと（作業せん妄）もあります。

なお，離脱せん妄症状は一般的に数時間から1週間程度持続することが多いようです。

その他，アルコール関連の精神障害として，アルコール幻覚症（意識障害はなく，幻聴が主となるもの），コルサコフ症候群（長期にわたる飲酒，ビタミンB_1の欠乏などによって生じる慢性の状態で記銘力低下，失見当識，作話が認められる）などがあります。

その他の精神作用物質

アルコール以外にも依存や離脱症状を生じる可能性がある物質が幾つか知られています。例えば，タバコに含まれるニコチン，コーヒーなどに含まれるカ

表12-1 主な精神作用物質の精神症状

	依存	乱用	中毒	離脱	中毒せん妄	離脱せん妄	痴呆	健忘障害	精神病性障害	気分障害	不安障害	性機能不全	睡眠障害
アルコール	×	×	×	×	I	W	P	P	I/W	I/W	I/W	I	I/W
アンフェタミン	×	×	×	×	I				I	I/W	I	I	I/W
カフェイン			×							I	I		I
大麻	×	×	×		I				I	I			
コカイン	×	×	×	×	I				I	I/W	I/W	I	I/W
幻覚剤	×	×	×		I				I	I	I		
吸入剤	×	×	×		I			P	I	I	I		
ニコチン	×			×									
アヘン類	×	×	×	×	I				I	I		I	I/W
フェンシクリジン	×	×	×		I				I	I	I		
鎮静剤，睡眠剤，または抗不安薬	×	×	×	×	I	W	P	P	I/W	I/W	W	I	I/W
多物質	×												
その他	×	×	×	×	I	W	P	P	I/W	I/W	I/W	I	I/W

▶ ×，I，W，I/W，またはPはそのカテゴリーがDSM-IVで認められていることを示しています。さらに，Iはそのカテゴリーには中毒中の発症という特定用語が注記される場合があることを示しています（中毒せん妄を除いて）。Wはそのカテゴリーには離脱中の発症という特定用語が注記される場合があることを示しています（離脱せん妄を除いて）。I/Wはそのカテゴリーには中毒中の発症または離脱中の発症のどちらかが注記される場合があることを示しています。Pはその疾患が持続性であることを示しています。

フェインや，大麻，コカイン，マリファナ，幻覚剤などの不法物質，そして，抗不安薬などの薬物です。表12-1に各物質の依存，乱用，離脱などの症状が出現する可能性の有無を示しました。

治　療

アルコール関連疾患のうち，主に精神科領域で扱うものはアルコール離脱やアルコール離脱せん妄といった急性症状とアルコール依存症です。無論，アルコールに関連した身体疾患（肝臓疾患など）はそれぞれ身体医学的な治療が必要ですが，これらについては，ここでは触れないことにします。

① アルコール離脱とアルコール離脱せん妄

アルコール離脱症候群の治療は，抗不安薬を中心とした薬物療法を行うことが基本です。そのことで，離脱症状の発生を押さえること，あるいは軽症化することを目指します。

② アルコール依存の治療

アルコール依存症に関して，プロチェスカ（Prochaska）[2]らはアルコール依存症から回復していく過程を5段階に区別して，その段階に応じた治療を提唱しています。これは変化の段階モデル（Stage of Change Model）と呼ばれています。

前思惑段階：飲酒に対する自分の態度や行動を真剣に考えようとはしない段階です。この場合は問題意識の自覚を促すことが大切です。
思 惑 段 階：問題は存在するが，それに対する態度や行動を変えることに踏み切れない段階です。
決 意 段 階：決意し，一歩を踏み出そうとする段階です。
実 行 段 階：実行しているのですが，そのためには励ましとサポートが必要とされます。
維 持 段 階：維持していく段階。これにも励ましとサポートが必要とされます。

このような過程を考えてみると，本人自らの主体的な取り組み（動機づけ），依存問題が存在しないと考える（否認）への対処に加えて，具体的なサポートシステムの構築が重要であることが分ります。我が国では，断酒会や AA（アルコーリックス・アノニマス：Alcoholic Anonymus）への参加，あるいは家族を含めた家族療法的治療の場への参加が行われています。このような継続的に医療を受けることや断酒会など自助グループへの参加など治療的関係の継続が治療の成果を左右する重要な因子であると考えられています。

　アルコールには自助努力が必要です。上手に酒を飲む方法は，①少量を飲む（日本酒なら2合）で，一気飲みや多量はよくない（1時間当たり日本酒3分の1合の代謝能力しかないことを肝に銘ずることです），②空き腹で飲まないこと，③飲める人間かどうか（ミニテーマ　アルコール代謝と日本人　参照），④休肝日をつくる，⑤体調の悪いときは飲まない，⑥薬剤と一緒に飲まない，⑦夜12時までとする，ことがよく挙げられます。

エピソード12 ●わが兄弟よ

> **ミニテーマ** 共依存とアダルトチルドレン

　アルコール依存症の人が経済的，社会的にも破綻してしまう依存的行為を繰り返す理由は幾つもありますが，この理由を家族関係論的視点からみると，家族内にそれを維持する支え手（主に妻であることが多い）の存在が一因である場合が結構多いと考えられます。
　一般的に，彼女たちは依存症の夫を非難し，依存状態からの回復を望んでいるのですが，一方では，依存症者が引き起こす様々な問題の処理を自らが担い，結果として依存症者がその問題を自ら解決にあたることを妨げ，飲酒継続パターンの悪循環を維持する原動力ともなります。このような支え手である妻は心理的に彼女自身の自己存在意義を確認するために，常に誰かの存在を必要としていて，それに執着する対人関係を希求していることが指摘されています。
　すなわち，夫のアルコール依存症が治らずに，アルコール飲酒を繰り返していれば，彼女らにとって常に必要とされる人間を確保することができ，世話を焼きつづけることができるわけです。その意味では，このような夫の飲酒の繰り返し（依存）と妻の世話の繰り返し（共依存）には心理的な共通性を指摘することができます。
　一方，アダルトチルドレンとは，アルコール問題を抱える家庭で生育した子どもたちに認められる物静かでおとなしく，自己主張の少ない，周囲に合わせようと必死になり，完璧を求めるものの，一方では，結果として成熟できず，自責の念に苛まれるような対人行動パターンを特徴とする子ども達や成長した大人のことをいいます。飲酒問題を抱える家族では，両親の不和などのため自然な感情の表出が制限されたり，家庭内の役割の混乱，飲酒問題等への対応に追われたりと，子どもたちに対する基本的な欲求の充足が無視され，加えて，諸問題解決の役割を大人並に担うことを強いられることが多くなります。そのため，そのような状況下で育った子どもたちは，とりわけ幼児期において健全な自己愛形成の発達がなされず，自己肯定感の脆弱性が生じることになります。
　このような子どもたちは成人しても，特定の役割しか担えないことが多く，たとえ家庭を作ってもバランスの欠けた家族関係となりがちです。このような連鎖に彼らの不幸の一端があるのです。

EPISODE 13

旅行好きな元大学教授

● アルツハイマー型痴呆 ●

EPISODE 13

旅行好きな元大学教授

68歳　健一郎　大学名誉教授

　一人旅が大変好きな61歳になる某大学の主任教授健一郎さんが山歩きの最中にひどくびくびくするようになってきました。一度だけでしたが，帰り道が分からなくなったことがあったからです。その時は何とかやり過ごしたのですが……。それから，数カ月の間に，健一郎さんは徐々に趣味なども含めた日常的な事柄への興味を失っていきました。例えば，健一郎さんは飽くことを知らぬ程の読書家であったのですが，その読書も全くやめてしまいました。さらに，計算が困難となり，これまで米国流に家計を自ら管理していたのですが，家計簿でもひどい間違いをすることが多くなってきました。また，物忘れがひどくなってきたため，健一郎さんは用事を忘れないように努めてメモをとるようにしていたとのことです。

　その後，健一郎さんの病状は徐々に悪化していき，出歩くこともほとんどなくなり，1日中のほとんどの時間を雑多なもの（書籍が多かったのですが）を積み上げ，そして，それらを他の場所へ移し変えることを繰り返して過ごすようになりました。

　以前の健一郎さんの性格は穏やかで，滅多なことでは怒らない人であったそうですが，この頃は，頑固で短気になり，しばしば奥さんに怒りをぶつけるようになったといいます。そして，ついには，身の回りのこと，髭剃りや着衣にも奥さんの手助けがいるようになっていきました。

　最初の症状が発現してから約6年が過ぎた頃，健一郎さんは奥さんに付き添われて診察を受けに来ました。我慢強い奥さんもさすがに夫の様子が心配になったのです。

エピソード13 ● 旅行好きな元大学教授

　健一郎さんの意識ははっきりしており，診察にも協力的でした。しかし，面接中の簡単な心理テストではここが診察場所であるという認識に欠け，今日の日付も9月である（実際は5月であったのですが）と主張するなど，場所と時間に関する見当識障害が認められました。健一郎さんは5分間，気をそらせた後で5つの物品を思い出す検査で，4つの名前を思い出せませんでした。さらに，健一郎さんは卒業した大学，大学院の名称，専攻した科目も思い出すこともできません。現在の日本の首相は吉田茂であると述べ，ケネディが何処の国の大統領であったかも思い出せません。

　健一郎さんの会話は流暢ではっきりしていたため，家族，とりわけ奥さんはこの重大な記憶障害についてこれまであまり重要視していなかったようです。健一郎さんの会話を観察すると，単語を思いつくのがかなり困難で，本質的に全く意味のない長い言い回しが多用されていましたし，「茶碗」を「花瓶」と呼んだり，眼鏡のふちを「支持台」と言うなど，言葉のいい間違いも目立ちます。その上，健一郎さんは簡単な計算もほとんどできず，立方体を模写することも，家を描くこともできませんでした。さらに，健一郎さんは自分の障害の本質についての病識が全くありませんでした。

　診察時の基本的な神経学的検査では，健一郎さんには何も異常は見出されず，そして一般的な臨床検査も陰性でした。しかし，その後の，頭部CTスキャンとMRIの検査では著明な大脳皮質の萎縮が見出されました。

　その後，健一郎さんの状態は進行し，初回診察の1年後には，社会生活が営めなくなり，入院が必要となりました。次の年には，健一郎さんはほとんど無言となり，そのため，精神現在症検査は事実上不可能になりました。歩行では，病棟内で前に歩いたり後ずさりしたりする傾向が認められました。

　ある時，たまたま施錠中の病棟より外へでることに健一郎さんは成功し，病院から数キロ離れた所で発見されました。

　小旅行のつもりだったのでしょうか？

健一郎さんはアルツハイマー型痴呆（Dementia of Alzheimer Type）に罹患しています。

● アルツハイマー型痴呆 ●

疫　学

　我が国に限らず，世界的な高齢化の進展に伴い，痴呆の患者の数も増加しています。痴呆は決して，老年期のみに生じる疾患ではありませんが，老年期前に発症することは稀であるといえます。65歳以上での痴呆の有病率は3～8％程度で，若干女性に多い傾向にあります。年齢が増加するごとに痴呆の有病率も増加します。現在，何らかの原因で痴呆を示す人たちは，我が国では160万人以上であると推定されています。痴呆は，その病因によって，いくつかに分類されますが，アルツハイマー型痴呆（Alzheimer's dementia，以下AD），血管痴呆（Vasucular dementia，以下VD），とその混合型が全体の80％以上を占めます。以前，我が国ではADに比べてVDの方が多かったのですが，現在ADとVDの出現頻度はほぼ1：1と推定されます。

症　状

　痴呆の中核的症状は新しい事柄を学習したり，憶えたりすることや記憶していたことを思い出すことがうまくいかない記憶障害が中心です。例えば，昔のことはよく覚えているが，なかなか覚えられない。ついさっきのことを忘れてしまうなどです。言語の障害は，人や日常よく目にする物の名前が提示されなくなります。

　会話が冗長となり，「あれ」，「それ」といった代名詞を使用することが多くなり，物品を間違えて言ったりするなど曖昧な内容となります（失語と呼びま

す)．また，運動能力，感覚機能や理解力は保持されているのにもかかわらず，運動を伴う事柄を実行することができなくなることもあります（失行）．例えば，料理の手順などが分らなくなることなどが良い例でしょう．さらに，正常な視力があるにもかかわらず，対象をうまく認識することができないこと（失認）．例えば，椅子，茶碗といったものを認識できないこともあります．実行機能の障害と呼ばれる，抽象思考が障害されるために，新しいことに対処することや，計画すること，あるいは組織立てることができなくなる症状も認められます．これらの能力は日常生活に欠くことのできない機能ですから，痴呆症状のある患者さんは生活面で大きな支障が生じることになります．

以上のような中核的な痴呆症状に加えて，不眠症状，不安，身体症状，行動異常などが認められます．また，記憶低下のため，そこに置いた財布の場所を忘れ，「誰かが私の財布，お金を盗んだ」といった妄想が発展することもしばしば認められます．理由もなく，うろうろと動き回る徘徊，便を弄ぶなどの不潔行為など問題行動も生じます．さらに，尿便失禁や歩行障害なども認められます．

始まりは，普通，ゆっくりと始まりますが，「物忘れがひどくなった」，「同じことを何度も言う」，「道に迷う」，「食事をしたことを忘れる」などから家族は痴呆の存在を気づいていくことになります．

生物学的所見

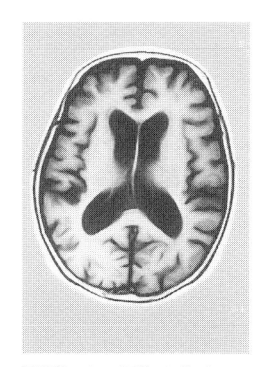

ADに罹患した患者さんの脳を調べると，全般的な脳の萎縮が認められます（図13-1参照）．これは，広範囲な神経細胞の脱落，神経細胞の死滅による脳容量の減少を反映しています．さらに細かく検索すると，老人斑（アミロイドβ蛋白（amyloid β Protein）が沈着しアミロイド形成したもの）が大脳皮質や海馬領域を中心によく認められます．また，神経原繊維変化（過剰にリン酸化したタウ蛋白が含まれています）などの神経病

図13-1　アルツハイマー型痴呆の頭部MRI所見

理学的変化を認めます[2]。また，生化学的には神経伝達物質の一つであるアセチルコリンの機能低下が報告されています。

ADの成因としては，遺伝，老化などの要因により老人斑などがまず形成され，その後，神経原繊維変化が生じ，それにより神経細胞死，脳萎縮，痴呆となるとする考え方（β蛋白カスケード仮説）が有力です。

診　断

ADの診断には症状の項で示した痴呆症状が認められることは当然必要なのですが，ADを直接示唆する診断学的根拠を臨床上得ることは難しいため，痴呆症状を呈する他の疾患を除外することが重要です。痴呆症状を示す疾患の代表はADとVDですが，それ以外にも，ピック病（Pick's disease）[3]，脳の炎症性疾患，クロイツフェルドヤコブ病（Creutzfeldt-Jakob disease）[4]，エイズ，脳腫瘍，パーキンソン病（Parkinson disease），ハンチントン舞踏病（Huntington's chorea）[5]などがあります。

また，痴呆症状に類似した他の疾患や病態との鑑別も必要です。とくに，老人期に出現する頻度の高いせん妄（Delirium，ミニテーマ せん妄 参照）やうつ病と鑑別することは欠かせません。これらの疾患は頭文字をとって，3つのDと呼ばれますが，その違いは意識障害の有無，認知障害や症状の変動性から判断します（表13-1）。

表13-1　三つのDの鑑別点

	Dementia（痴呆）	Delirium（せん妄）	Depression（うつ病）
意識障害	なし	あり	なし
認知機能	あり	あり	なし
症状変動	なし	あり	なし
治療可能性	困難	可能	可能

▶現実的には合併している場合も多いので，鑑別はそう簡単ではありません。

治　療

　痴呆に対する根本的な治療方法は現在まだ確立されていません。脳機能をある程度回復する薬物として，神経伝達物質であるアセチルコリン系が痴呆では低下している所見からアセチルコリンを賦活する薬物として塩酸ドネペジル（Denepezil）という薬物を投与することがあります。しかし，まだ効果は限定的で，今後よりよい薬物の開発が望まれます。痴呆の周辺症状である夜間の不穏などせん妄状態や興奮に対しては少量の抗精神病薬を使用し，対処するのが一般的です。また，精神療法的アプローチも行いたいところですが，痴呆患者さんは理解力に乏しく適応できないことがほとんどです。

　痴呆患者さんの治療目標は，多かれ少なかれ日常生活能力（ADL：Activities of daily living）に支障をきたすことから，生活の改善であるといえます。とりわけ，規則的な生活習慣を守るように，昼間はなるべく起こす（覚醒）ように働きかけを行います。例えば，歩行能力に大きな問題がなければ，昼間の散歩や日光浴などは実践すべき方法の一つといえます。

介　護

　痴呆介護の中心はまだまだ，家庭での介護であるといえます。介護にはいくつかのポイントがあります。まず痴呆患者さんは，全般的に運動面，社会的技能面などの機能が低下しているのですが，すべての機能が低下しているわけではありません。すなわち，痴呆患者さんに残された能力を上手に生かすことが重要なのです。介護者は痴呆患者さんが何事につけても手が遅く，上手にできないことから，患者さんを叱りつけたり，ついつい介護者自らが，代わりにそのことをやってしまいがちになるものです。痴呆患者さんのペースに合わせて，できることは自分で行えるように辛抱強く待つこと，それを促すことが大切です。妄想，異常行動などにも，痴呆による症状であることを理解し，動揺しないことが重要です。

　なお，社会的サポートシステムの一環として，保健所，在宅介護支援センタ

ーなどで,痴呆性老人の相談,訪問指導が行われています。また,老人性痴呆疾患センターが痴呆診断などの業務に携わっています。施設としては,病院の痴呆専門病棟,老人保健施設,特別養護老人ホームなど社会的整備が,現在整えられつつあります。このように,医療,福祉などと連携した社会的ネットワークが現在,整備されつつありますから,それらを上手く利用することも大切なことといえます。

血管痴呆

VDは脳血管の梗塞など血管の病変により,周囲の神経細胞が死滅し,機能を失ったことにより生じます。大きな脳出血や脳梗塞などの場合は発症時期もはっきりとしており,しびれ,片麻痺など明白な神経学的所見が認められます。ただ,多発性脳梗塞性と呼ばれる,小さな梗塞の積み重ねによる血管性痴呆では,上記のような神経学的所見は乏しいのですが,詳しく聞けば,しびれ,頭痛,腱反射の亢進などある程度の神経学的所見が得られるはずです。痴呆症状は初期にはまだら痴呆と呼ばれる,健全な脳機能と痴呆化した脳機能が斑状に現れ,例えば,記憶障害は高度であるのに,意外と判断力や理解力が保たれていることが多いといった現象がみられます。ただし,後期には,全般的な痴呆症状を呈します。そのため,ADと臨床上鑑別することは,実際には難しいことが多いようです。VDでは,血管系を中心とした予防が何よりも大切です。脳動脈硬化,高コレステロール血症,高血圧,喫煙,肥満などが血管障害の危険因子として挙げられています。[6]

ミニテーマ　せん妄

　老年期は若い頃と比べて，精神的にも身体的にも能力低下が存在することは間違いがないところです。また，老年期は身体疾患に罹患している比率が高いうえに，一つの疾患ではなく，複数の身体疾患を合併していることが多いとされます。このような老人にとって，ちょっとした環境変化（例えば，入院の事態）によって，身体的にも精神的にも過負荷な状態となります。そのため，睡眠障害，夜間覚醒，普段と違った行動異常，興奮，逆に，元気がなくなったりといった症状が見られることになります。
　このような症状の基礎には，せん妄という意識障害があると考えられています。
　精神医学では意識障害を二つの軸で捉えます。すなわち，深さと広がりの障害です。深さの障害は意識混濁と呼ばれ，それの最も重篤なものが，全く反応がない状態である昏睡（Coma）です。一般にいうところの意識障害はこの深さの障害をいいます。一方，広がりの障害は意識変容と呼ばれますが，これは意識が一点に集中せず，意識の方向性が変化する状態をさします。幻覚，妄想，興奮などが認められる状態です（図M-10）。
　せん妄はさまざまな身体疾患や物質（例えば，アルコール）などが原因となって生じることが多いのですが，昏睡のような重度の意識障害と異なり，手足は動くことは可能な軽度から中程度の意識障害を呈し，意識変容による興奮，不穏，妄想，幻覚など多彩な精神症状があるのが特徴です[7]。

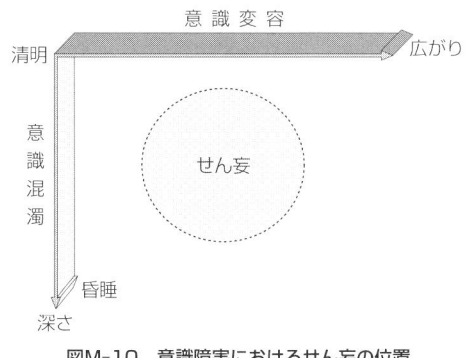

図M-10　意識障害におけるせん妄の位置

EPISODE 番外

精神医学に関連した臨床検査

精神疾患の診断は臨床面接によってなされることが多いのですが、もちろん、それだけでは充分とはいえません。例えば、血液検査、尿検査を始めとする身体医学的検査は精神疾患の原因としての身体疾患を探るためにも、また、身体疾患と鑑別するためにも欠かせないものといえます。近年の医療機器の飛躍的発展により、現在では、以前と比べてかなり詳細に脳の構造や機能を評価することができるようになっています。

　一方、いわゆる心理検査に関しても、臨床における実証的な成果を踏まえて、現在、次々と新しい心理検査法が開発されているところです。

　精神医学における臨床検査は、先に述べたように精神疾患の原因の精査（とりわけ身体的原因の有無が重要です）、症状の客観的把握、鑑別診断なども含めた診断確定のための方向付け、経過観察評価、スクリーニングなど様々な目的のために実施されます。

　臨床検査はその検査の目的、方法の違いによっていくつにも分類することができますが、ここでは、大まかに、脳の器質的あるいは機能的変化を探る脳検査と心理検査に分けた上で説明します。

● 脳 検 査 ●

1　画像診断

　主に脳の器質的変化を探る目的で MRI（Magnetic Resonance Imaging：磁気共鳴画像法[1]）あるいは CT（Computed Tomography：コンピュータ X 線断層）などの画像診断法が一般的に用いられます（図番外‐1と2参照）。さらに、それらを一歩進めたものとして、例えば、体内に放射性同位元素を注入し、脳血流量や脳の代謝活動を測定するポジトロン CT（PET）[2]あるいはシングルフォトンエ

エピソード番外 精神医学に関連した臨床検査

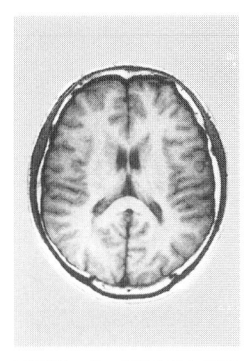

図番外-1 健康成人の頭部MRI所見

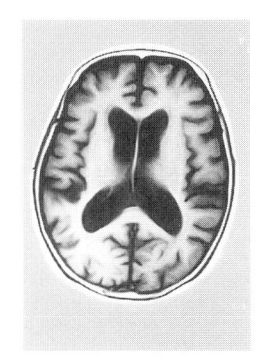

図番外-2 痴呆患者の頭部MRI所見

ミッションCT（SPECT）[3]やヘモグロビンの磁性を利用し，脳機能を測定する機能的MRI（functional MRI；f MRI）[4]などが臨床に応用されつつあります。

2　精神生理学的検査

現在，最も汎用されている精神生理検査は脳波（Electroencephalogram；EEG）検査です。脳波は頭皮上から脳の電気活動を測定したもので，ベルガー（Berger, H.）[5]によってはじめて記録されたものです。脳波測定検査によって[6]，てんかん発作の有無や脳の機能状態を調べることができます。また，脳波を基本にして筋電図，眼球運動などを組み合わせたポリグラフィーから睡眠状態の客観的評価を行うこともできます。[7]

脳波は周波数の違いによって，デルタ波（Delta, δ）——0.5Hz以上4Hz未満，シータ波（Theta, θ）——4Hz以上8Hz未満，アルファー波（Alpha, α）——8Hz以上13Hz未満，ベータ波（Beta, β）——13Hz以上35Hz未満に分類されます。

脳波以外の電気生理学的測定法には，誘発電位（Evoked Potential；EP）[8]，事象関連電位（Event Related Potentials；ERP）[9]などがあり，これらは中枢神経系の詳細な機能を評価するために用いられています。

● 心 理 検 査 ●

1 精神症状評価

　精神症状の推移などを客観的に評価するために多くの評価尺度があります。精神健康度を測定する尺度として，我が国で最も多く用いられているものは一般健康調査（General Health Questionnaire；GHQ）です。GHQ はゴールドバーグ（Goldberg, D.）[10]によって開発されたもので，60項目の質問項目から構成されています（短縮版の30項目，28項目，20項目，12項目（表番外-1参照）のものもあります）。GHQ30項目版では，総合得点のチェックの他，「身体症状」，「不安と不眠」，「社会的機能」，「重症抑うつ」の4つの下位尺度に分かれており，それぞれの下位項目を判断することができます[11]。その他，特定の疾患に関する評価尺度等が数多くありますが，それらに関しては各エピソードの章に示しましたので，そちらをご覧下さい。

　構造化面接

　精神症状は元々曖昧な現象ですから，1，2などと数値化することは困難だといえます。そのため，精神疾患の診断や治療方法の信頼性や妥当性には常に問題が付きまといますし，そのことは誤診や治療法の失敗にも繋がりかねません。そのため，できるだけ精神症状を客観的に評価測定する方法の開発が望まれるわけです。構造化面接法（Structured Interviw）は被験者について観察すべき点や質問すべき点の順序や手順が定められている面接法です[12]。このことにより，評価の歪みの要因である情報分散（異なる質問による歪み），基準分散（評価基準の違いによる歪み），観察分散（判定尺度の相違による歪み）などを防ぐことが

表番外-1 GHQ12項目版の内容

この数週間におけるあなたの心身の状態についてお伺いします。最も適当と思われる番号に○をつけてください。

1. 何かをする時いつもより集中して
    - ①できた
    - ②いつもと変わらなかった
    - ③いつもよりできなかった
    - ④まったくできなかった
2. 心配事があって，よく眠れないようなことは
    - ①まったくなかった
    - ②あまりなかった
    - ③あった
    - ④たびたびあった
3. いつもより自分のしていることに生きがいを感じることが
    - ①あった
    - ②いつもと変わらなかった
    - ③なかった
    - ④まったくなかった
4. いつもより容易に物事を決めることが
    - ①できた
    - ②いつもと変わらなかった
    - ③できなかった
    - ④まったくできなかった
5. いつもストレスを感じたことが
    - ①まったくなかった
    - ②あまりなかった
    - ③あった
    - ④たびたびあった
6. 問題を解決できなくて困ったことが
    - ①まったくなかった
    - ②あまりなかった
    - ③あった
    - ④たびたびあった
7. いつもより日常生活を楽しく送ることが
    - ①できた
    - ②いつもと変わらなかった
    - ③できなかった
    - ④まったくできなかった
8. いつもより問題があった時に積極的に解決しようとすることが
    - ①できた
    - ②いつもと変わらなかった
    - ③できなかった
    - ④まったくできなかった
9. いつもより気が重くて憂うつになることは
    - ①まったくなかった
    - ②あまりなかった
    - ③あった
    - ④たびたびあった
10. 自信を失ったことは
    - ①まったくなかった
    - ②あまりなかった
    - ③あった
    - ④たびたびあった
11. 自分は役に立たない人間だと考えたことは
    - ①まったくなかった
    - ②あまりなかった
    - ③あった
    - ④たびたびあった
12. 一般的にみて幸せといつもより感じたことは
    - ①たびたびあった
    - ②あった
    - ③なかった
    - ④まったくなかった

できます。このような手段を用いることで精神症状評価の妥当性や客観性を高めることが可能となり，より精度の優れた研究に結びつくことが期待されます。代表的な構造化面接には，現在症診察表（Present State Examination；PSE)[13]，診断用面接基準（Daignostic Interview Schedule；DIS)[14]，国際比較診断用構造化面接（Composite International Daignostic Interview；CIDI)[15] などがあります。

2　人格検査

人格検査は，検査方法の違いによって投影法，質問紙法に分けることができます。

① 投影法

投影法として代表的なものはロールシャッハ（Rorschach）テストです。ロールシャッハテストはその名の通り，スイスの精神科医ロールシャッハ[16]が考案したもので，我が国で最も汎用されている投影法です。左右対称なインクのしみ（Inkblot）が印刷された10枚の図版（図番外-3参照）を順次被験者に見せ，それが何に見えるかを尋ね，その反応を分析するものです。解釈方法としては，ベック（Beck）法[17),18),19)]，クロッパー（Klopfer）法[20),21)] などがあります。我が国では片口法[22]がその代表的解釈法といえます。近年，より客観性，実証性を重視した包括的シ

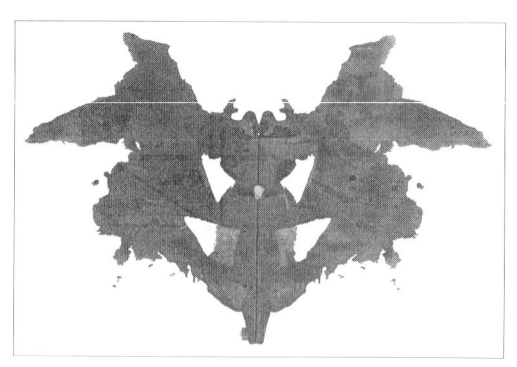

図番外-3　ロールシャッハ図版の一例

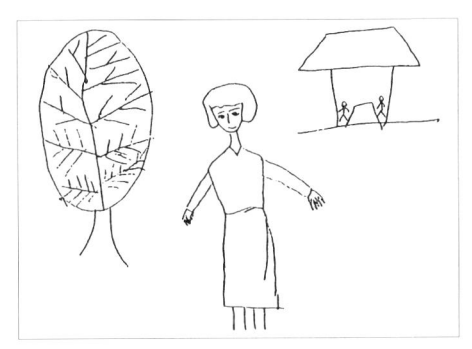

エピソード番外●精神医学に関連した臨床検査

図番外-4　HTPの一例

ステムの一つであるエクスナー(Exner)[23]法もよく用いられています。

　ロールシャッハテスト以外の投影法として，多数の不完全な文章を被験者に示し，文章をどのように完成するかを通して人格を検査する文章完成法(Sentence Completion Test；SCT)[24),25),26)]，不満や怒りを感じたり，罪悪感を生じさせるような場面の絵を24枚提示し，被験者に対処の言葉を書かせることで，欲求不満への対処法を通して，自我の成熟度や対人関係パターンなどを調査するP-Fスタデイ(Picture Frustration Study)[27]があります。

　その他，中井久夫が考案した，川，山，田，道，家，木，人，花，動物，石の10のアイテムをA4の画用紙に描かせる風景構成法[28]，実のなる木を描かせるバウムテスト(Baum Test)[29]，人物，家，木を描かせるHTP(House-Tree-Person Test)[30]などを被験者に描画させること(図番外-4)によって，人格状態を調査する方法もあります。

② 質問紙法
　質問紙法にはMMPI(Minesota Multiphasic Personality Inventory)[31),32)]，Y-Gテスト(矢田部-ギルフォード(Guilford)性格検査)[33]，CMI(Cornell Medical Index)[34),35)]などがあります。
　MMPIは550項目，26カテゴリーの質問項目から構成されています。心気症

183

尺度 (Hs), 抑うつ性尺度 (D), ヒステリー尺度 (Hy), 精神病質的偏奇性尺度 (Pd), 性度尺度 (Mf), パラノイア尺度 (Pa), 精神衰弱性尺度 (Pt), 統合失調性尺度 (Sc), 軽躁尺度 (Ma), 社会的向性尺度 (Si) の臨床尺度に分けて採点されます。

Y-Gテストは120項目からなるもので, 12尺度 (抑うつ性 (D), 回帰性傾向 (C), 劣等感 (I), 神経質 (N), 客観性 (O), 協調性欠如 (Co), 愛想の悪さ (Ag) 一般的活動性 (G), のんきさ (R), 思考的外向 (T), 支配性 (A), 社会的外向 (S)) で評価されます。

③ 有用性と限界

投影法は個人の内的世界を捉えることがある程度可能ですが, 熟練を要し, 施行法や解釈が複雑で長時間かかるものが多い欠点があります。一方, 質問紙法は短時間で施行できるものが多く, 数値データとして得られ, 採点も概して容易です。ただ, 詳細な個人情報を得られないという欠点があります。

3 知能検査

知能検査は6歳から16歳までの知能評価のために WISC (-R) (Wechsler Intelligence Scale for Children)[36),37)], それ以上の成人のために WAIS (-R) (Wechsler Adult Intelligence Scale)[38),39)] が一般的に用いられています。また, 6歳以下に用いられる WPPI (Wechsler Preschool and Primary Scale of Intelligence)[40)] もあります。その他, 田中・ビネー (Binet) 知能検査[41)]もよく用いられています。

WAIS-R (WAISの改訂版) は言語性, 動作性という二つの領域に関して検査するものですが, 言語性検査として, 一般的知識, 一般的理解, 算数問題, 類似問題, 数唱問題, 単語問題, の6尺度があり, 動作性検査として, 符号問題, 絵画問題, 積木問題, 絵画配列, 組み合わせ問題の5尺度があります。採点は, 平均的な人ではIQ100となるように得点化されます。

4 その他

　その他，ライフステージに合わせて，児童期の精神発達心理検査にはＫ式発達検査[42]，K-ABC心理・教育アセスメントバッテリー（Kaufman Assessment Battery for Children）[43]などが用いられます。一方，老年期知的機能検査として知的機能評価尺度として長谷川式簡易知能評価スケール（HDS-R）[44]，MMS（Mini-Mental State）[45]，国立精研式痴呆スクリーニングテスト[46]などがあります。

参考文献

＊まず，本書全体を通じて参考とした精神医学書を以下に挙げます。

A） American Psychiatric Association : *Diagnostic statistical manual of mental disorders*, 4th ed., 1994.（高橋三郎ら訳：DSM-IV 精神疾患の診断・統計マニュアル, 医学書院, 1996.）

B） Kaplan, H. et al. : *Kaplan and Sadock's synopsis of psychiatry - behavioral Sciences / clinical psychiatry -*, 7th ed., 1994.（井上令一, 四宮滋子監訳：カプラン臨床精神医学テキスト―DSM-IV 診断基準の臨床への展開―, メディカル・サイエンス・インターナショナル, 1996.）

C） 加藤伸勝：小精神医学書― Minor Textbook ―改訂第9版, 金芳堂, 2002.

D） 大熊輝雄：現代臨床精神医学 改訂第9版, 金原出版, 2002.

E） Wallace, E. : *Dynamic psychiatry in theory and practice*, 1983.（馬場謙一監訳：力動精神医学の理論と実際, 医学書院, 1996.）

F） Gabbard, G. : *Psychodynamic psychiatry in clinical practice - the DSM-IV ed.*, 1994.（権成鉉訳：精神力動的精神医学①理論編, 岩崎学術出版社, 1998, 大野裕訳：精神力動的精神医学②臨床編―Ⅰ軸障害, 岩崎学術出版社, 1997, 舘哲朗訳：精神力動的精神医学③臨床編―Ⅱ軸障害, 岩崎学術出版社, 1997.）

▓エピソード 0　ようこそ精神医学へ

1） 小林道夫：デカルトの自然哲学, 岩波書店, 1996.
2） 時実利彦：脳の話, 岩波書店, 1962.
3） 伊藤正男：脳と行動（改訂版）, 放送大学教育振興会, 1990.
4） 松本元：脳の構成論的研究からみた情動, 脳と精神の医学　**6-4**, 365-382, 新興医学出版社, 1995.
5） Strachey, J. : The ego and the id, *The standard edition of the complete psychological works of Sigmund Freud,* vol. **19**, 1-66, Hogarth Press, 1961.

6） Rapaport, D. : *Ego psychology and the problem of adaptation*（Hartmann, H. 1939）, International University Press, 1958.
7） Delay, J. et al. : *Méthodes chimiotharapiques en psychiatrie*, Masson, 1961.
8） 小野瀬健人：脳と心の仕組み，かんき出版，2000.
9） Wallerstein, R. : *Forty-two lives in treatment‐A study of psychoanalysis and psychotherapy*, Guiford, 1986.
10） Beck, A. : *Coginitive therapy and the emotional disorders*, International University Press, 1976.
11） Klerman, G. et. al. : *Interpersonal psychotherapy of depression*, 1984.
12） Malan, D. : *A study of brief psychotherapy*, Plenum, 1976.
13） Mann, J. : *Time limited psychotherapy*, Harvard University Press, 1973.
14） Davanloo, H. : *Basic principles and technique of short term dynamic psychotherapy*, Spectrum, 1978.

エピソード1　すべてがブルーなキャリア・ウーマン

1） Lepine, J. et al. : Depression in the community the first pan European study DEPRES, *Int. Clin. Psychopharmacol* **12**, 19–29, 1997.
2） 川上憲人：気分障害の疫学的研究―最近の進歩，最新精神医学　**4**，5-10，1999.
3） 田島治：実地臨床医と心療内科のためのSSRIの使い方，インターサイエンス社，1996.
4） Hamilton, M. : A rating scale for depression, *J. Neurol. Neurosurg. Psychiatry* **23**, 56–62, 1960.
5） Carroll, J. et al. : The Carroll rating scale for depression, I‐Development, reliability and validation, *Br. J. Psychiatry* **138**, 194–200, 1981.
6） Zung, W. : A self‐rating depression scale, *Arch. Gen. Psychiatry* **12**, 63–70, 1965.
7） 下田光造：躁うつ病の病前性格に就いて，精神経誌 **45**, 101-102, 1941.
8） Tellenbach, H. : *Melancholie‐Vierte*, erweiterte Aufl., 1983.（木村敏訳：メランコリー　改訂増補版，みすず書房，1985.）
9） 笠原嘉：うつ病（病相期）の小精神療法，精神療法　**4**，118-124, 1978.
10） Beck, A. : *Cognitive therapy and the emotional disorders*, 1976.（大野裕訳：認

知療法—精神療法の新しい発展,岩崎学術出版社,1990.)
11) 井上和臣:心のつぶやきがあなたを変える—認知療法自習マニュアル,星和書店,1997.
12) 井上和臣:認知療法への招待,金芳堂,2002.
13) Klerman, G. et al.: *Interpersonal psychotherapy of depression*, 1984.(水島広子ら訳:うつ病の対人関係療法,岩崎学術出版社,1997.)

■エピソード2　誰かが私に恋をしている／3　不思議な青年

1) 保崎秀夫:精神分裂病の概念,金剛出版,1981.
2) Bleuler, E.: *Dementia praecox oder gruppe der schizophrenien*, 1911.(飯田真ら訳:ブロイラー・早発性痴呆または精神分裂病群,医学書院,1974.)
3) American Psychiatric Association: *Diagnostic statistical manual of mental disorder*, 3th ed., American Psychiatric Association, 1980.
4) World Health Organaization: *The ICD-10 clasification of mental and behavioural diorders*, 1992.(融道男ら監訳:ICD-10精神および行動障害—臨床記述とガイドライン,医学書院,1993.)
5) Schneider, K.: *Klinische Psychopathologie*, 10. Aufl., 1962.(平井静也ら訳:臨床精神病理学,文光堂,1972.)
6) Sartorius, N. et al.: Cross-cultural differences in the short-term prognosis of schizophrenic psychoses, *Schizophr. Bull.* **4**, 102–113, 1978.
7) Carlsson, A.: The current status of the dopamine hypothesis, *Psychoparmacology* **1**, 179–186, 1988.
8) Lillrank, S. et al.: Neuroimaging studies of schizophrenia-Implication for a neurodevelopmental model, Schizophrenia-An integrated view, *Alfred Benzon Symposium* **38**, 207–216, 1995.
9) Federn, P.: *Ego psychology and psychoses*, International University Press, 1953.
10) Bebbinton, P. et al.: The predictive utility of expressed emotion in schizophrenia, *Psychol. Med.* **24**, 707–718, 1994.
11) Liberman, R.: *Psychiatric rehabilitation of chronic mental patients*, 1988.(安西信雄ら監訳:リバーマン実践的精神科リハビリテーション,創造出版,1993.)
12) Crow, T.: Molecular pathology of shizophrenia-more than one disease pro-

cess ?, *Br. Med. J.* **280**, 66-68, 1980.
13) Jaspers, K. : *Allgemeine Psychopathologie*, 5 Aufl., 1948.（内村祐之ら訳：精神病理学総論，岩波書店，1953.）
14) Overall, J. et al. : The brief psychiatric rating scale, *Psychol. Rerp.* **10**, 799-812, 1962.
15) Andreasen, N. : Negative symptoms in schizophrenia-Definition and reliability, *Arch. Gen. Psychiatry* **39**, 784-788, 1982.
16) Andreasen, N. : *The scale for the assessment of positive symptoms*（SAPS），1984.（岡崎祐士ら訳：陽性症状評価尺度（SAPS），精神科診断学 **3**, 365-377, 1992.）
17) Kay, S. et al. : Siginificance of positive and negative syndromes in chronic schizophrenia, *Br. J. Psychiatry* **149**, 439-448, 1986.
18) 八木剛平ら：治療，臨床精神医学講座3，精神分裂病Ⅱ，133-223，中山書店，1997.
19) 大熊輝雄：精神医学的治療学，現代臨床精神医学，477-528，金原出版，2002.
20) Hogarty, G. et al. : Family psychoeducation, social skilla training, and maintenance chemotherapy in the aftercare treatment of shizophrenia. I-One-year effects of a controlled study on relapse and expressed emotion, *Arch. Gen. Psychiatry* **43**, 633-642, 1986.
21) 金子晃一ら編：精神保健福祉法—その理念と実務，星和書店，2002.

■エピソード4　車が怖い，そして……

1) Mahl, G. : *Psychological conflict and defense*, Harcourt Brace Jovanovich, 1969.
2) Gabbard, G. : *Psychodynamic psychiatry in clinical practice-the DSM-Ⅳ ed.*, 1994.（大野裕訳：不安障害，精神力動的精神医学②臨床編—Ⅰ軸障害，67-104，岩崎学術出版社，1997.）
3) Spielberger, C. et al. : *Manual for the state-trait anxiety inventory*, Consulting Psychologist Press, 1970.
4) Hamilton, M. : The assessment of anxiety states by rating, *Brit. Med. Psychol.* **32**, 50-55, 1959.
5) 前田久雄ら：抗不安薬，臨床精神医学講座14　精神科薬物療法，205-251，中山書店，1999.

参考文献

■エピソード5　どうしても止められない

1）　成田善弘：強迫性障害―病態と治療，医学書院，2002．
2）　Freud, S. : *Charcter und Anal Erotik,* 1908.（懸田克躬ら訳：性格と肛門愛，フロイド著作集5，133-138，人文書院，1983.）
3）　Sullivan, H. : *Clinical studies in psychiatry,* 1956.（中井久夫ら訳：精神医学の臨床研究，みすず書房，1983.）
4）　Salzman, L. : *The obsessive personality,* 1973.（成田善弘ら訳：強迫パーソナリティ，みすず書房，1985.）
5）　Hollander, E. : Obsessive-compulsive spectrum disorders – An overview, *Psychiatric Annals* **23**, 355-358, 1993.
6）　Frankel, M. et al. : Obsessions and compulsions in Gilles de la Tourette's syndrome, *Neurology* **36**, 378-382, 1986.
7）　上島国利編：SSRI と OCD，ライフサイエンス社，1999．
8）　Goodman, W. et al. : The Yale – Brown Obsessive Compulsive Scale（Y-BOCS）–Development, use and reliability, *Arch. Gen. Psychiatry* **46**, 1006-1011, 1989.
9）　Hodgson, R. et al. : Obsessive compulsive complaints, *Behav. Res. Ther.* **15**, 389-395, 1977.
10）　Cooper, J. : The Leyton Obsessional Inventory, *Psychol. Med.* **1**, 48-64, 1970.
11）　Steketee, G. : Obsessive-compulsive disorder, In *International handbook of behavior modification and therapy,* 1990.
12）　Skinner, B. et al. : Studies in behavior therapy, In *States report II & III,* Office of Naval Res., 1954.
13）　Bandura, A. : *Social Learning theory,* 1971.（原野広太郎ら訳：人間行動の形成と自己制御，金子書房，1974.）
14）　Wolpe, J. : *The practice of behavior therapy,* 4th ed., Pergamon Press, 1990.

■エピソード6　悪夢が蘇る

1）　Da Costa J. et al. : On irritable heart, *Am. J. Med. Sci.* **61**, 17-52, 1871.
2）　Figley, C. eds. : *Stress disorders among Vietnam veterans,* Brunner/Mazel, 1978.

3) Chu, J. : Dissociative symptomatology and histories of childhood abuse, In *Trauma, memory, and dissociation*, Am. Psychiatr. Press, 1998.
4) Weiss, D. et al. : The impact of event sacle-revised, In *Assessing psychological trauma and PTSD*, 399–411, The Guiford Press, 1997.
5) 金吉晴編集：心的トラウマの理解とケア，じほう，2001.
6) Mitchel, J. et al. : Critical incident stress debriefing, In *An operations manual for the prevention of traumatic stress among emergency services and disaster workers*, Chevron Publishing Corp., 1995／1996.
7) Shapiro, F. : *Eye movement desensitization and reprocessing‐basic principles, protocols, and procedures*, 2th ed., The Guiford Press, 2001.

エピソード7　眠れぬ夜のために

1) 財団法人健康・体力づくり事業財団：健康づくりに関する意識調査報告書，財団法人健康・体力づくり事業財団，1997.
2) NHK放送文化研究所編，データブック国民生活時間調査2000，日本放送出版協会，2000.
3) Critchley, M. et al. : The syndrome of periodic somnolence and morbid hunger (Keine-Levin syndrome), *Br. Med. J.* **1**, 137–139, 1942.
4) Gelineau, J. : De la narcolepsie, *Gaz Hop* **53**, 626–628, 1880.
5) Carskadon, M. : Guidelines for the multiple sleep latency test (MSLT) －A standard measure of sleepiness, *Sleep* **9**, 519–524, 1986.
6) Honda, Y. et al. : HLA‐DR2 and Dw2 in narcolepsy and in other disorders of excessive somnolence without cataplexy, *Sleep* **9**, 133–142, 1986.
7) Sullivan, C. : Reversal of obstructive sleep apnea by continuous positive airway pressure applied through the nares, *Lancet* **1**, 862–865, 1981.
8) Swabb, D. et al. : Functional neuroanatomy and neuropathology of human hypothalamus, *Anat. Embryol.* **187**, 317–330, 1993.
9) Rechtschaffen, A. et al. : *A manual of standardized terminology, techniques and scoring system for sleep stage for human subjects*, US Government Printing Office, 1968.
10) Aserinsky, E. et al. : Regularity occurring periods of eye motility, and concom-

itant phenomena during sleep, *Science* **118**, 273-274, 1953.

■エピソード8　優子と優香

1） Janet, P. : *Les Nervoses*, 1910.（高橋徹訳：神経症, 医学書院, 1974.）
2） Hilgard, E. : *Multiple contorol in human thought and action*, Wiley-Interscience, 1977.
3） Kluft, R. : Multiple personality, *American Psychiatric Press Review of Psychiatry* vol. 10, 161-188, 1991.
4） Minuchin, S. : *Families and family therapy*, 1974.（山根常男監訳：家族と家族療法, 誠信書房, 1984.）
5） Minuchin, S. : *Family therapy techniques*, Harvard University Press, 1981.

■エピソード9　食べ続ける学生

1） Silverman, J. : History of anorexia nervosa, In *Eating disorder and obesity, A comprehensive Handbook*, The Guiford Press, 1995.
2） Gull, W. : Anorexia nervosa（Apepsia hysterica, anorexia hysterica）, *Transactions of the Clinical Society of London* **7**, 22-28, 1874.
3） Powers, P. et al. : *Current treatment of anorexia nervos and bulimia*, Karger, 1984.
4） Bruch, H. : *The golden cage - the enigma of anorexia nervosa*, Harvard University Press, 1978.
5） Minuchin, S. et al. : *Psychosomatic families - Anorexia nervosa in context*, Harvard University Press, 1978.
6） Boris, H. : The problem of anorexia nervosa, *Int. J. Psychoanal.* **65**, 315-322, 1984.
7） Russell, G. : Bulimia nervosa - an ominous variant of anorexia nervosa?, *Psychol. Med.* **9**, 429-448, 1979.
8） Cooper, P. et al. : The eating disorder examination - A semi-constructed interview for assessment of the specific psychopathology of eating disorders, *Int, J. Eating Disord.* **6**, 1-8, 1987.
9） Garner, D. et al. : The eating attitudes test - An index of the symptoms of an-

orexia nervosa, *Psychol. Med.* **9**, 273-279, 1979.
10) Jourard, S. et al. : Body size and body cathexis, *J. Consult. Psychology* **18**, 184, 1954.
11) Tadai, T. et al. : Body image changes in adolescents I – Development of self-rating body image (SRBI) test and effects of sex, age and body shape, *Jpn. J. Psychiatry & Neurology* **48**, 533-539, 1994.
12) Fairburn, C. et al. : Cognitive-behavioural therapy for binge eating and bulimia nervosa – a comprehensive treatment manual, In *Binge eating – Nature, Assessment and treatment,* The Guiford Press, 1993.
13) Eckert, E. et al. : Ten-year follow-up of anorexia nervosa – clinical course and outcome, Psychol. Med. **25**, 143-156, 1995.
14) Strober, M. et al. : The long term course of severe anorexia nervosa in adolescents – survival analysis of recovery, relapse, and outcome predictors over 10-15 years in a prospective study, *Int. J. Eating Disorders* **22**, 339-360, 1997.

■エピソード10　自殺企図，そして，薬と男の日々

1) Kretchmer, E. : *Körperbau und Character,* 1921.（相場均訳：体格と性格，文光堂，1960.）
2) Schineider, K. : *Die Psychopathische Personlichkeiten,* 1949.（懸田克躬ら訳：精神病質人格，みすず書房，1954.）
3) 福島章：人格障害の歴史—カントからクロニンジャーまで，こころの科学 **93**, 10-15, 2000.
4) Eysenck, H. : Normality-abnormality and the three-factor model of personality, In *Differentiating normal and abnormal personality,* Springer, 1994.
5) Millon, T. : *Millon clinical multiaxial inventory,* 2nd eds., Interpretive Scoring System, 1982.
6) Cloninger, C. : A systematic method for clinical description and classification of personality variants, *Arch. Gen. Psychiatry* **44**, 573-588, 1987.
7) World Health Organaization : *The ICD-10 classification of mental and behavioural disorders,* 1992.（融道男ら監訳：ICD-10—精神および行動の障害，医学書院，1993.）

8) Hoch, P. et al. : Pseudoneurotic forms of schizophrenia, *Psychiatr. Q* **23**, 248-276, 1949.

9) Grinker, R. et al. : *The borderline syndrome,* Basic Books, 1968.

10) Masterson, J. : *Treatment of borderline adolescent,* 1972.（成田善弘ら訳：青年期境界例の治療，金剛出版，1979.）

11) Gunderson, J. : *Borderline personality disorder,* 1984.（松本雅彦ら訳：境界パーソナリティー障害，岩崎学術出版社，1988.）

12) Kernberg, O. : *Borderline conditions and pathological narcissism,* Jason Aronson, 1975.

13) Mahler, M. : *The psychological birth of the human infant,* 1975.（高橋雅士ら訳：乳幼児の心理的誕生，黎明書房，1981.）

14) Waldinger, R. et al. : *Effective psychotherapy with borderline patients–Case studies,* Macmillan, 1987.

15) Segal, H. : *Introduction to the work of Melanie Klein,* 1973.（岩崎徹也訳：メラニー・クライン入門，岩崎学術出版社，1977.）

16) 松木邦裕：対象関係論を学ぶ―クライン派精神分析入門，岩崎学術出版社，1996.

17) Stone, M. : Psychotherapy of borderline patients in light of long-term follow-up, *Bull. Meninniger Clin.* **51**, 231-247, 1987.

▬エピソード11　美青年

1) 丸田俊彦：コフート理論とその周辺，岩崎学術出版社，1992.

2) Kernberg, O. : *Borderline conditions and pathological narcissism,* Jason Aronson, 1975.

3) Gabbard, G. : *Psychodynamic psychiatry in clinical practice–the DSM–IV ed.* 1994.（舘哲朗訳：精神力動的精神医学③臨床編―Ⅱ軸障害，岩崎学術出版社，1997.）

4) Spillius, E. ed. : *Melanie Klein today,* Vol. **1**, 1988.（松木邦裕監訳：メラニー・クライントゥデイ②，岩崎学術出版社，1993.）

▬エピソード12　わが兄弟よ

1) 古村節男編：酔いの科学，共和書院，1994.

2) Prochaska, J. et al. : Stages of changes in the modification of problem behav-

ior. In *Progress in behavior modification*, Vol. 28, Sycamore Publishing, 1992.
3） Beattie, M. : *Co-dependent no more*, Hazelden, 1987.
4） Woititz, J. : *Adult children of alcoholics*, Health Communications, 1983.

▰エピソード13　旅行好きな元大学教授

1） 大塚俊男：精神障害の疫学—痴呆疾患を中心に，精神科レビュー　**24**, 5-15, ライフサイエンス社, 1997.
2） 目黒謙一ら：アルツハイマー病，臨床精神医学講座 S9, 86-101, 2000.
3） 小坂憲司ら：Pick 病の臨床病理学的検討—自検索例60剖検例を中心にして，精神経誌 **84**, 101-113, 1982.
4） Pruisiner, S. : Molecular biology of prion disease, *Science* **252**, 1515-1522, 1991.
5） 櫻井靖久ら：非アルツハイマー型変性性痴呆，ハンチントン病，*Dementia* **10**, 439-445, 1996.
6） 宮永和夫：痴呆発症の危険因子，老年精神医学雑誌　**6**, 1077-1091, 1995.
7） 一瀬邦弘：せん妄—診断，治療，これからのアプローチ，老年精神医学雑誌　**5**, 142-149, 1994.

▰エピソード番外　精神医学に関連した臨床検査

1） 児玉和宏ら：MRI—臨床，現代精神医学体系年刊版 '87-A, 198-222, 中山書店, 1987.
2） Alavi, A. et al. : Studies of central nervous system disorders with single photon emission tomography and positron emission tomography–Evaluation over the past 2 decades–, *Seminars in Nuclear Medicine* **21**, 58-91, 1991.
3） Wong, D. et al. : Positorn emission tomography reveals elevated D2 dopamine receptors in drug-naïve schizophrenics, *Science* **234**, 1558-1563, 1986.
4） Detre, J. et al. : Functional MRI lateralization of memory in temporal lobe epilepsy, *Neurology* **50**, 787-790, 1998.
5） Berger, H. : Über das Elektroenkephalogram des Menschen, *Archiv. fur Psychiatrie und Nerven Krkh.* **87**, 527-570, 1929.
6） Copper, R. et al. : *EEG technology* (3rd ed.), Butterworth, 1980.
7） Rechtschaffen, A. et al. : *A manual of standardized terminology, techniques and*

  scoring system for sleep stages of human subjects, US Printing Office, 1968.
8) Sutton, S. et al. : Evoked potential correlates of stimulus uncertainty, *Science* **150**, 1187-1188, 1965.
9) 大熊輝雄：脳脊髄誘発電位，事象関連電位，臨床脳波学　第三版，443-485，医学書院，1983.
10) Goldberg, D. : *The detection of psychiatric illness by questionnaire.* Oxford University Press, 1972.
11) Kitamura, T. et al : Validity of the Japanese version of the GHQ among antenatal clinic attendants, *Psychol. Med.* **19**, 507-511, 1989.
12) 島　悟：精神症状の測定法―構造化面接，精神科診断基準，精神科MOOK**28**, 45-53，金原出版，1992.
13) Wing, J. et al. : *The measurement and classification of psychiatric symptoms,* Cambridge University Press, 1974.
14) Robins, L. et al. : National institute of mental health diagnostic interview schedule–its history, characteristics, and validity, *Arch. Gen. Psychiatry* **38**, 381-389, 1981.
15) Robins, L. et al. : The composite international diagnostic interview–An epidemiologic instrument suitable for use in conjunction with different diagnostic systems and in different centers, *Arch. Gen. Psychiatry* **45**, 1069-1077, 1988.
16) Rorschach, H. : *Psychodianostik–Methdik und Ergebinisse eines Wahrnehmungs diagnostischen Experiments,* Erunst Bircher, 1921.
17) Beck, S. : *Rorshach test I–Basic process* (2nd ed.), Grune & Stratton, 1949.
18) Beck, S. : *Rorshach test II–A variety of personality picures,* Grune & Stratton, 1945.
19) Beck, S. : *Rorshach test III–Adovances in interpretation,* Grune & Stratton, 1952.
20) Klopfer, B. et al. : *Developments in the Rorschach technique I–Technique and theory,* World Book, 1954.
21) Klopfer, B. et al. : *Developments in the Rorshach techuniqe II–Field application,* World Book, 1956.
22) 片口安史：新・心理診断法―ロールシャッハ・テストの解説と研究―改訂版，金

子書房，1987．

23) Exner, J. : *The Rorshach‒Comprehensive system.‒Vol. 1‒Basic foundations* (2nd ed.), 1986.（高橋雅春ら監訳：現代ロールシャッハ・テスト体系（上），金剛出版，1991，秋山たつ子ら監訳：現代ロールシャッハ・テスト体系（下），金剛出版，1991.）

24) Rotter, J. et al. : *The Rotter incomplete sentence blank manual‒college form,* Psychological Corp., 1950.

25) 佐野勝男ら：精研式文章完成法テスト（成人用），金子書房，1976．

26) 佐野勝男ら：精研式文章完成法テスト（中学生用），金子書房，1976．

27) Rosenzweig, S. : *The Rosenzweig picture-frustration（P-F) study‒Basic manual,* Rana House, 1978.

28) 山中康裕編：中井久夫著作集 別巻 風景構成法，岩崎学術出版社，1985．

29) Koch, C. : *Der Baum-test,* Hans Huber, 1949.（林勝造ら訳：バウムテスト―樹木画による人格診断法，日本文化科学社，1970.）

30) Buck, J. : The H-T-P technique‒A qualitative and quantitative scoring manual, *Jour. Clin. Psychology, Monograph supplement* **5**, 1948.（加藤孝正ら訳：HTP診断法，新曜社，1972．，高橋雅春：描画テスト入門― HTPテスト，文教書院，1974.）

31) Hathaway, S. et al. : *The Minesota multiphasic personality inventory manual,* Psychological Corp., 1951.

32) MMPI新日本版研究会編：MMPI新日本版実施マニュアル，三京房，1993．

33) 高山巌：矢田部・ギルフォード検査法，心理アセスメントハンドブック第2版，111-122，西村書店，2001．

34) Brodman, K. et al. : *Cornell medical index‒Health questionnaire manual,* Cornell University Medical College, 1955.

35) 金久卓也ら：日本版コーネル・メディカル・インデックス（改訂版），その解説と資料，三京房，1983．

36) Wechsler, D. : *Manual for the Wechsler intelligence scale for children,* Psychological Corp., 1949.

37) 児玉省：日本版WISC‒R知能検査法，日本文化科学社，1989．

38) Wechsler, D. : *The measurement and appraisal of adult intelligence,* 1958.（茂木茂八ら訳：成人知能の測定と評価，日本文化科学社，1972.）

39) 品川不二朗ら：日本版 WAIS-R 成人知能検査法，日本文化科学社，1990.
40) Wechsler, D. : *Manual for the Wechsler preschool and primary scale of intelligence,* Psychological Corp., 1967.
41) 田中教育研究所編：事例による知能検査利用法1―子ども理解のための田中ビネー知能検査，田研出版，1994.
42) 高木俊一郎：小児の精神発達検査，精神科 MOOK **10**，212-221，金原出版，1985.
43) Kaufman, A. et al. : *Kaufman assessment battery for children – interpretive manual, Child pines, MN,* American Guidance Service, 1983.
44) 加藤信司ら：改訂長谷川式簡易知能スケール（HDR-S）の作成，老年精神医学 **2**，1339-1347，1991.
45) Folstein, M. et al. : "Mini-Mental State" – A practical method for grading the cognitive state for the clinician, *J. Psychiat. Res.* **12**, 189-198, 1975.
46) 大塚俊男ら：痴呆スクリーニング・テストの開発，精神医学 **29**，395-402，1987.

索　引

あ

ICD-10 …………………………………… 43
アイゼンク ………………………………… 134
IPSS ……………………………………… 43
悪性症候群 ………………………………… 54
悪夢障害 …………………………………… 99, 106
アゴニスト ………………………………… 11
アセチルコリン …………………………… 172, 173
アダルトチルドレン ……………………… 165
アルコール
　――依存 ………………………… 158, 159, 163
　――依存症 ………………………… 163, 165
　――幻覚症 ……………………………… 162
　――乱用 ………………………………… 159
　――離脱 ………………………………… 163
　――離脱症状 …………………………… 161
　――離脱せん妄 ……………… 158, 161, 163
アルツハイマー型痴呆
（Dementia of Alzheimer Type）…170-172, 174
アンタゴニスト …………………………… 11
アンドリアーセン ………………………… 51
EE →感情表出
EMDR ……………………………………… 91
意識
　――混濁 ………………………………… 175
　――変容 ………………………………… 175
依存性 ……………………………………… 138
　――人格障害（者）…………………… 136, 138
イド ………………………………………… 8, 65
医療保護 …………………………………… 59
陰性症状 ………………………… 45, 46, 48, 50, 52, 53
WAIS ……………………………………… 184
ウォルピ（Wolp, J.）……………………… 84
うつ病→大うつ病性障害
ASD →急性ストレス障害
AN →神経性無食欲症
エキスポージャー法 ……………………… 82, 84
SSRI ………………………… 31, 32, 72, 82, 91
SST →社会的技能訓練
SNRI ……………………………………… 31
AD →アルツハイマー型痴呆
エディプス不安 …………………………… 68, 69
演技性人格障害 …………………………… 136
置き換え ………………………………… 67
オペラント条件付け ……………………… 84

か

概日リズム睡眠障害 ……………… 98, 99, 102
解釈 ………………………………………… 15, 154
外傷後ストレス障害
（Posttraumatic Stress Disorder ； PTSD）
　………………………… 69, 88, 89, 91, 93, 110
解体型 ………………………………… 42, 51, 52
回避性 ……………………………………… 138
　――人格障害 …………………………… 136, 138

解離·················110, 111
　──性健忘·················111
　──性障害·················79, 111, 114
　──性同一性障害（Dissociative Identity Disorder）·················110–114
　──性トランス障害·················111, 114
　──性遁走·················111, 112
隔離·················78
笠原嘉·················32
家族療法·················17, 18, 115, 144
価値下げ·················145, 146
過眠症·················100
ガル·················120
感情表出·················45
ガンダーソン·················140
カーンバーグ·················141, 142, 150, 151, 153, 154
器質性人格障害·················137
季節型うつ病·················35, 36
気分循環性障害·················36
気分変調性障害·················36
虐待·················113
逆転移·················16, 114, 142, 143
ギャバ·················10
キャロル·················29
急性ストレス障害（ASD）·················69, 92, 93
共依存·················165
境界性人格構造·················141
境界性人格障害（者）·················113, 132, 135, 136, 139–145
共感的明示·················16
強迫
　──観念·················78–82
　──関連障害スペクトル·················79, 80
　──行為·················78–81, 83
　──スペクトル·················79
　──性障害（者）·················31, 69, 78–82, 138
　──性人格障害·················136, 138

　──パーソナリティ·················78
恐怖症·················69, 71
緊張型·················51, 52
緊張病性
　──興奮·················49, 52
　──昏迷·················49, 52
クラーマン·················34
クライネ・レビン症候群·················100
クライン·················145
クラフト·················114
グリンカー·················139, 140
クレッチマー·················133, 134
クレペリン·················42, 43
クロー·················45
クローニンジャー·················134
系統的脱感作（法）·················73, 84
血管痴呆·················170, 174
幻覚·················46–48, 50–52, 161, 175
言語性幻聴·················43, 48
幻視·················161
幻聴·················43, 48, 51
原発性睡眠障害·················99
原発性不眠症·················99
抗うつ薬·················9, 30–33, 72, 82
抗精神病薬·················9, 53, 143
向精神薬·················9
構造化面接（法）·················51, 180
交代人格·················112, 114
行動制限療法·················125
行動療法·················17, 18, 73, 82, 83
抗不安薬·················9, 72, 82, 91
ゴールドバーグ·················180
古典的条件付け·················84
コフート·················150, 151, 153
コルサコフ症候群·················162

索　引

さ

サイコエデュケーション……………………55
作為思考（体験）………………………43,49
サリバン……………………………………78
サルツマン………………………………78,79
三環系抗うつ薬…………………………31,32
自我…………………………………8,65,67
自我意識……………………………………49
自己愛………………………………150,151,153
　　カーンバーグ的――……………………151
　　コフート的――………………………151
　　――構造体……………………………152
　　――性人格障害（者）………136,150,153
思考干渉……………………………………50
思考吹入……………………………………50
思考奪取……………………………………50
思考伝播……………………………………50
自己対象………………………………150,151
支持的（精神）療法…………………13,73
視床下部……………………………………5
失語………………………………………170
失行………………………………………171
実行機能の障害…………………………171
失認………………………………………171
シナプス……………………………………10
下田光造……………………………………30
社会技能訓練（Social Skill Training；SST）
　　…………………………………………54,55
社会恐怖……………………………………71
社会的学習理論……………………………84
ジャネ……………………………………110
集団療法…………………………………17,18
執着性格……………………………………30
主人格……………………………………112

シュナイダー………………………43,48,134
昇華…………………………………………67
詳述の奨励…………………………………15
支離滅裂…………………………………48,52
人格障害………………………………132-135
神経原繊維変化……………………171,172
神経症性食欲不振症………………………79
神経心理学…………………………………4
神経性大食症…………31,120-124,126,127
神経性無食欲症……………………121-127
睡眠時無呼吸障害………………………101
睡眠時遊行症……………………………99,106
睡眠障害…………………………………98,99
睡眠導入薬…………………………………9
スキナー……………………………………84
スタイナー………………………………152
ストーン…………………………………144
精神依存…………………………………159
精神病性……………………………………57
精神保健福祉法……………………………59
生体アミン仮説……………………………30
生物学的精神医学…………………………2,9
摂食障害……………………79,120,121
是認…………………………………………16
セロトニン………10,30,31,53,80,82,134
全般性不安障害………………64,69,71-73
せん妄……………………………………172,175
双極性障害……………………………24,36,57
早朝覚醒…………………………………27,28
措置入院……………………………………59

た

大うつ病性障害………………………22,57
退行…………………………………………67
代償…………………………………………68

203

対人関係療法……………………17, 18, 34, 35, 73
大脳皮質（系）…………………………4-7, 171
大脳辺縁（系）……………………………4-7
ダコスタ……………………………………88
短期精神病性障害…………………………56
短期療法……………………………………17
断酒会……………………………………164
忠告と賞賛…………………………………16
超自我……………………………………8, 65
　　──不安……………………………68, 69
調薬的精神療法…………………………126
直面化…………………………………15, 154
治療同盟………………………………12, 143
ツング………………………………………29
DSM-Ⅲ………………………………43, 89, 132
DSM-Ⅳ……28, 43, 57, 69, 134, 135, 138, 153
　　──の統合失調症………………………46
デイケア……………………………………55
デブリーフィング…………………………91
テレンバッハ………………………………30
転移………………………………15, 16, 67, 154
同一化…………………………………68, 145, 152
投影性同一視………………………………67
投影同一化……………………………67, 141, 146
統合失調
　　──型……………………………………79
　　──型人格障害………………………136
　　──感情障害……………………………57
　　──質……………………………………135
　　──質人格障害……………………135, 136
　　──症………42-44, 46-53, 55-57, 59, 113, 139
　　──症様障害……………………………56
　　──性……………………………………79
洞察的（精神）療法…………………13, 73, 114
トゥレット症候群……………………79, 80
ドーパミン……………………10, 44, 46, 53, 134
　　──過剰仮説……………………………44
　　──D2……………………………………46
トラウマ（体験）………………………88-93
取り入れ……………………………68, 145
ドレー………………………………………10

な

中井久夫…………………………………183
ナルコレプシー………………………99, 101
日内変動……………………………………26
ニューロン……………………………6, 7, 10
任意入院……………………………………59
認知行動療法…………………………73, 92, 126
　　──理論…………………………………84
認知療法………………………17, 18, 34, 35, 73, 84
脳波…………………………………101, 104, 179
ノルアドレナリン……10, 30, 31, 53, 70, 91, 134
ノンレム
　　──期…………………………………106
　　──睡眠…………………………104, 105

は

パーキンソニズム…………………………54
破壊不安…………………………………68, 69
迫害不安…………………………………68, 69
暴露反応妨害法……………………………83
パニック
　　──障害………………31, 64, 69, 70, 72, 73
　　──発作…………………………………70
ハミルトン………………………………29, 71
ハルトマン…………………………………8
反社会性人格障害………………………136
バンデューラ………………………………84
反動形成…………………………………67, 78

索　引

反応妨害法……………………………82
BN →神経性大食症
PTSD →外傷後ストレス障害
光療法…………………………… 36, 102
VD →血管痴呆
非定型
　　──うつ病……………………… 35
　　──抗精神病薬………………… 53
否認………………… 15, 67, 141, 145, 146, 152
広場恐怖………………………… 64, 70
不安障害………………………………69
フェアバーン…………………………126
フェダーン…………………………… 45
フロイド………………… 8, 66, 78, 145, 150
　　──の抑圧（理論）……………110
ブロイラー………………………… 42, 43
　　──流………………………… 43
プロチェスカ…………………………163
分離不安………………………… 68, 69
分裂………………………… 141, 145, 146
ベック…………………………… 34, 84
ベルガー………………………………179
変容性内在化…………………………151
防衛機制………………………… 65, 66
ホック…………………………………139
ホランダー…………………………… 79

マーラー………………………………141
マスターソン……………………140, 142
ミッチェル…………………………… 91
ミニューチン…………………………115
ミロン……………………………134, 135
無茶喰い障害…………………………127
明確化………………………………… 15

めざめ現象…………………………… 54
メランコリー型…………………… 27, 35
　　──性格…………………………30
妄想……………… 47, 48, 50-52, 57, 161, 171, 175
　　──型…………………………42, 51
　　──気分…………………………47
　　──性……………………………135
　　──性障害……………………57, 58
　　──性人格障害……………135, 136
　　──知覚…………………………47
　　──着想………………………43, 47
モートン………………………………120

夜驚症……………………………99, 106
ヤスパース……………………… 47, 49
陽性症状………………… 45, 46, 48, 53
抑圧………………… 15, 66, 111, 141, 145
抑うつ
　　──気分……………………22-24, 26
　　──不安…………………… 68, 69, 152
抑制……………………………………66
四環系抗うつ薬……………………… 31

ラッセル………………………………121
リープマン（Liepmann）現象…………161
力動的精神医学………………………… 2
離人症性障害………………… 111, 113, 114
理想化……………… 141, 145, 146, 153, 154
離人症………………………………… 79
リバーマン…………………………… 45
レム
　　──期……………………… 105, 106

205

――睡眠……………………101, 104, 105
連合弛緩……………………………48
老人斑………………………………171
ロールシャッハ……………………182
ロールシャッハテスト…………182, 183

わ

ワイス………………………………90
ワルディンガー……………………142
ワレンスタイン……………………14

あとがき

　欧米では13という数字は忌み嫌われているナンバーのようですが，私自身は13という数字が結構気に入っています．ちなみに，学生時代にやっていたラグビーのポジションはスリークォーターバックで背番号は13番をつけていました．医大の弱小ラグビー部でしたが，当時は私がトライ王でした．そんなわけで，13は私にとって栄光の背番号でもあったわけです．

　この13の事例は副題にある「物語」というには余りにも短いものになってしまいました．この因は，すべて筆者にあります．しかし，読者の皆さんがこの短い物語を一読することで，言外にあるそれぞれの事例の物語性を理解し，さらに，たとえ想像の上であったとしても，読者の皆さん自らがその後の物語を紡ぎ出し，想いを馳せることができたとするならば，それは私にとって望外の喜びとなることでしょう．

　この物語はプライバシーの保護のこともあり，すべて架空仕立てとなっていますが，私の臨床経験の中で出会った数多くの患者さんから少しずつヒントを頂いて創り出されたものであることも，また間違いのない事実です．振り返ってみると，かりに個々の経験事例をひとつの交代人格と看做すとするならば，個々の物語の作成過程は，さながら，それらを寄せ集めて多重人格障害というひとつの疾患とする作業に似ているようだと感じました．

　本書を読み返すうちに，以下のような文章が思い出されました．

　　「あらゆる書物は人の手に成ったものである．神意や天啓を与えたものがあるにしても，書物に化する一段になれば人の手を煩さなければならぬ．だから書物は何よりも人間に似ている．」

　　　　　　　　　　　　　　　　　　　　（森銑三，柴田宵曲著「書物」より）

最後に，本書出版に際してお世話になったミネルヴァ書房の杉田啓三氏，編集部堺由美子さんに心からの感謝を申し上げたいと思います。

2003年盛夏　衣笠山の麓

著　者

〈著者紹介〉

忠井俊明（ただい　としあき）

　略歴：京都府立医科大学卒業。医学博士。
　　　　京都府立医科大学精神医学教室助手，京都教育大学助教授・
　　　　教授，立命館大学教授を経て，現在，明石市立市民病院心療
　　　　内科・精神科 部長。
　専門分野：臨床精神医学，臨床心理学，精神生理学。
　著書：精神科ケア50の質問（分担執筆，1982，金芳堂），学生と健
　　　　康（分担執筆，1996，南江堂），学校カウンセリング入門
　　　　（分担執筆，1999，ミネルヴァ書房），学校カウンセリングの
　　　　理論と実践（共著，2001，ミネルヴァ書房），逃亡者たち
　　　　（2005，ミネルヴァ書房）など。

ようこそ 精神医学へ
――基礎と精神疾患13の物語――

| 2003年10月20日　初版第1刷発行 | 〈検印省略〉 |
| 2009年 3月20日　初版第4刷発行 | 定価はカバーに表示しています |

著　　者	忠　井　俊　明
発行者	杉　田　啓　三
印刷者	江　戸　宏　介
発行所	株式会社　ミネルヴァ書房

607-8494 京都市山科区日ノ岡堤谷町1
電話代表 (075) 581-5191
振替口座 01020-0-8076番

© 忠井俊明, 2003　　　　共同印刷工業・新生製本

ISBN978-4-623-03885-5
Printed in Japan

逃亡者たち ―脱現実と自己愛の病理―	忠井俊明 著	A5 266頁 本体2800円
●別冊発達27号 児童青年精神医学の現在	横井公一 前田志壽代 編 豊永公司	B5 282頁 本体2400円
精神障害とこれからの社会	新宮一成 角谷慶子 編	A5 298頁 本体2800円
精神の病理とわたしたちの人生	新宮一成 角谷慶子 編	A5 320頁 本体3200円
学校カウンセリング入門［改訂版］	友久久雄 編著	A5 240頁 本体2400円
学校カウンセリングの理論と実践	友久・忠井 内田・本間 著	A5 216頁 本体2200円
今なぜスクールカウンセラーなのか	氏原 寛 村山正治 編著	A5 256頁 本体2500円
スクールカウンセラー ―その理論と展望―	村山正治 山本和郎 編著	A5 290頁 本体2500円
学校と臨床心理士 ―心育ての教育をささえる―	鵜養美昭 鵜養啓子 著	A5 232頁 本体2200円
学校カウンセリング	氏原 寛 谷口正己 編著 東山弘子	A5 232頁 本体1800円

― ミネルヴァ書房 ―

http://www.minervashobo.co.jp/